H. Wetzig-Würth   P. Müller

Das psychotherapeutische Gespräch

W0261374

Springer-Verlag Berlin Heidelberg GmbH

Das psychotherapeutische Gespräch

H. Wetzig-Würth   P. Müller

Therapeutisch wirksame Dialoge in der Arztpraxis

Mit einem Beitrag von B. Luban-Plozza

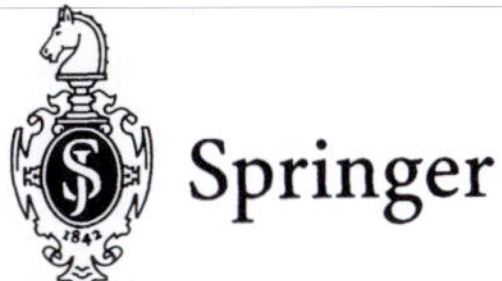 Springer

Dr. Herta Wetzig-Würth
Anemonenweg 4
38108 Braunschweig

Prof. Dr. Peter Müller
Universitätsklinik für Psychiatrie und Psychotherapie
Von-Siebold-Str. 5
37075 Göttingen

Die Deutsche Bibliothek – CIP-Einheitsaufnahme

Wetzig-Würth, Herta:
Das psychotherapeutische Gespräch : therapeutisch wirksame Dialoge in der Arztpraxis
/ Herta Wetzig-Würth ; Peter Müller. Mit einem Beitrag von B. Luban-Plozza.
 ISBN 978-3-540-67251-7   ISBN 978-3-662-06486-3 (eBook)
 DOI 10.1007/978-3-662-06486-3

Dieses Werk ist urheberrechtlich geschützt. Die dadurch begründeten Rechte, insbesondere
die der Übersetzung, des Nachdrucks, des Vortrags, der Entnahme von Abbildungen und
Tabellen, der Funksendung, der Mikroverfilmung oder der Vervielfältigung auf anderen
Wegen und der Speicherung in Datenverarbeitungsanlagen bleiben, auch bei nur aus-
zugsweiser Verwertung, vorbehalten. Eine Vervielfältigung dieses Werkes oder von Teilen
dieses Werkes ist auch im Einzelfall nur in den Grenzen der gesetzlichen Bestimmungen
des Urheberrechtsgesetzes der Bundesrepublik Deutschland vom 9. September 1965 in
der jeweils geltenden Fassung zulässig. Sie ist grundsätzlich vergütungspflichtig. Zuwider-
handlungen unterliegen den Strafbestimmungen des Urheberrechtsgesetzes.

© Springer-Verlag Berlin Heidelberg 2000
Ursprünglich erschienen bei Springer-Verlag Berlin Heidelberg New York 2000

Die Wiedergabe von Gebrauchsnamen, Handelsnamen, Warenbezeichnungen usw. in diesem Werk berechtigt auch ohne besondere Kennzeichnung nicht zu der Annahme, daß
solche Namen im Sinne der Warenzeichen- und Markenschutz-Gesetzgebung als frei zu
betrachten wären und daher von jedermann benutzt werden dürften.

Produkthaftung: Für Angaben über Dosierungsanweisungen und Applikationsformen
kann vom Verlag keine Haftung übernommen werden. Derartige Angaben müssen vom
jeweiligen Anwender im Einzelfall anhand anderer Literaturstellen auf ihre Richtigkeit
überprüft werden.

Umschlag: de'blik, Berlin
Herstellung: Goldener Schnitt, Sinzheim
Satz: Goldener Schnitt, Sinzheim
Gedruckt auf säurefreiem Papier   SPIN: 10754392   26/3134 – 5 4 3 2 1 0 –

Inhaltsverzeichnis

Vorwort

Die Idee zu diesem Buch kam uns in der praktischen Fort- und Weiterbildungsarbeit mit Kollegen. Es ist gedacht als ein Beitrag aus der Praxis für die Praxis.

In Kursen für die psychosomatische Grundversorgung, aber auch im Vorgehens- und Sprachgebrauch im Bereich der Tiefenpsychologie gab es die wiederkehrende und schwer zu beantwortende Frage: „Wie führt man ein Gespräch?"

Geläufig ist die Alltagssprache und der Umgang in der Sprechstunde des somatisch tätigen Arztes. Dieses Instrumentes bedient man sich im Allgemeinen spontan und wenig reflektierend. Vor dem Hintergrund von Beziehungsdiagnostik mit der Suche nach therapeutisch wirksamem Beziehungszugang gewinnt die Gesprächsführung jedoch eine therapeutisch verantwortlich zu handhabende Dimension.

Wie kann sich der (angehende) Psychotherapeut empathisch in den ihm vorerst fremden Patienten einfühlen?

Wie kann er gemeinsam mit dem Patienten einen verstehenden Zugang zu der neurotischen Problematik finden, die sich hinter vordergründigen aktuellen psychogenen oder psychosomatischen Symptomen verbirgt?

Wie können schließlich mit den Mitteln des Gesprächs in der Psychotherapie die anfangs unbewussten neurotischen Konflikte dem Patienten bewusst gemacht, ihre Dynamik vermindert und eine emotionale Neuerfahrung eingeleitet werden?

In diese drei Bereiche wollen wir einführen. Das klingt einfach, denn der Arzt spricht ja schon jeden Tag mit seinen Patienten. Aber das Gespräch in der Psychotherapie ist anders als das übliche Sprechstunden-Gespräch, es muss erlernt und geübt werden. Und es ist erlernbar, wenn Grundlinien beachtet, methodische Hilfen bedacht und das Ziel des Gesprächs nicht aus dem Auge verloren wird.

Es geht uns nicht um die Vermittlung einer bestimmten Methode der Gesprächsführung, vielmehr möchten wir Leitlinien skizzieren und Hilfen mit Beispielen anbieten.

Anders als im somatischen Sprechstundengespräch geht es nicht um Fakten-Klärung in Frage und Antwort. Vielmehr gilt es für den Therapeuten, einen verstehenden Zugang zum Patienten zu finden, und auf diesem Wege dem Patienten einen verstehenden Zugang zu sich selbst zu ermöglichen.

Zugang zur Person des Patienten meint Zugang auch zu dessen verborgenen Seiten. Als Instrument für diesen Vorgang dient dem Therapeuten seine Wahrnehmung.

Wahrnehmung und Erschließen verborgener Seiten – das setzt vertrauensvolle Beziehung voraus, behutsame Empathie zum einen und Verständnis für die Entwicklungsgeschichte zum anderen.

Im weiteren Verlauf der Therapie müssen wir zusammen mit dem Patienten Fehl-Entwicklungen klären und Korrekturen einleitend auf den Weg bringen. Es geht also immer um Beziehungen zwischen Menschen, früher zwischen Patient und wichtigen Bezugspersonen der Primärfamilie, heute wiederholend verschoben auf die Personen der realen Umgebung, in der speziellen Situation der Therapie um die Beziehung zwischen Patient und Therapeut.

Dem Bewusstsein entzogene – aber in Beziehungen durchaus wirksame – Gefühle können in der therapeutischen Beziehung wahrgenommen, verstanden und in ihren Zusammenhängen geklärt werden.

Mit unserem Buch wollen wir Anregungen für das Gespräch in Diagnostik und Therapie geben und Zugangsmöglichkeiten zu konflikthaften Beziehungen, Gefühlen und Symptomen aufzeigen – und wir möchten deren therapeutische Korrektur erleichtern helfen.

Unser theoretischer Hintergrund ist dabei die aus der Psychoanalyse abgeleitete Tiefenpsychologie. Das Gespräch in anderen, mehr erlebnisorientierten Therapieformen ist anders. Wir gehen dabei praxisorientiert vor und stellen einige – wie wir meinen typische – Beispiele in den Vordergrund. Natürlich hätten die

Gesprächssequenzen durch andere Personen auch anders geführt werden können, aber wir hoffen, dass die Art und Weise psychotherapeutischen Gesprächs deutlich werden kann.

Theoretische Kenntnisse setzen wir voraus und erinnern daran nur knapp und fallbezogen. Eine Auswahl weiterführender Literatur wird jeweils am Kapitelende angefügt. Die Fallskizzen wurden anonymisiert. Ähnlichkeiten sind damit zufällig und dadurch bedingt, dass leidvolle Geschichten eben durchaus ähnlich sein können.

Unser Dank gilt unseren Patienten, von denen wir zuhörend und behandelnd gelernt haben. Dankbar sind wir auch den Seminarteilnehmern unseres Instituts für Psychotherapie Braunschweig Göttingen. Die gemeinsame Arbeit hat uns angeregt zu diesem Versuch, schreibend Gespräche zu skizzieren.

H. Wetzig-Würth, P. Müller
Braunschweig und Göttingen, Frühjahr 2000

1 Hilfreiches aus Psychoanalyse und Tiefenpsychologie

H. Wetzig-Würth

1.1 Einführung

Die verstehende Psychotherapie basiert auf Grundannahmen der von Freud entwickelten Psychoanalyse. Das Konzept von unbewussten und *früher* entstandenen Konflikten, die *heute* noch wirksam sind und in Gestalt neurotischer oder psychosomatischer Symptome immer wiederkehren, ist sehr hilfreich zum Verständnis vieler psychogener Störungen.

In diesem Kapitel soll deshalb dargestellt werden, wie sich Konflikte äußern können, wie man Zugang zu ihnen findet, wie sie gelockert und aufgelöst werden können.

Die nachfolgenden Beispiele stammen aus analytischer Psychotherapie und sollen erläutern, wie z.B. Affekte in der Übertragung und in der Erinnerung als Hinweise auf Konflikte verstanden und bearbeitet werden können. Es handelt sich um Vignetten, Kulminationspunkte gewissermaßen, die eben nur einen kleinen Ausschnitt aus meist lang dauernden Therapien wiedergeben.

Anhand solcher klinischen Fallbeispiele soll einerseits die Praxis der Gesprächsführung erlebbar gemacht werden, andererseits aber auch der theoretische Hintergrund aufgezeigt und eine Verknüpfung von Theorie und Praxis versucht werden.

Fallbeispiel 1: Von der Be-Deutung des Schweigens – die Scham

Die 36-jährige Patientin kommt mit gut zehnminütiger Verspätung, legt sich in strammer Haltung auf die Liege – schweigt. Die Therapeutin spürt ein Unbehagen: Außer ihrem ihr schon verständlichen Ärger über die von der Patientin nicht angesprochene Verspätung nimmt sie eine schmerzhafte Verkrampfung ihrer Schultermuskulatur wahr und spürt den Impuls, ihrem Ärger Luft zu verschaffen. Sie wartet aber erst einmal ab mit der inneren Frage, was wohl in der Patientin vor-sich-geht und welcher Sinn in dem Agieren (Zu spät kommen und Schweigen) verborgen liegen mag.

Das Schweigen dauert länger als in einer Alltagsbegegnung zwischen zwei Menschen denkbar wäre.

Gespräch

Patientin (P.):   „Jetzt muss ich erst mal sagen, dass ich froh bin, hier zu sein, irgendwie bin ich ganz unruhig, aber ich weiß nicht warum, eben hatte ich noch ein Gespräch mit einer Kollegin, aber das kann es nicht sein.“

Therapeutin (T.) (tastend):   „Ja, Ihre Unruhe scheint einen tiefer liegenden Grund zu haben – und dann gibt es offenbar noch eine Schwierigkeit, darüber zu sprechen. Wir sollten doch mal schauen, ob da ein Bezug zu unseren Sitzungen besteht. Ich könnte mir auch eine Unsicherheit vorstellen, wie ich das, worum es geht, wohl finden könnte, und was ich dazu zu sagen hätte.“

P.: „Ja, jetzt fällt mir ein, dass es in der letzten Sitzung anfing, wo wir über die Wutausbrüche meiner Mutter gesprochen haben, mir ist noch ganz viel dazu eingefallen, ich weiß gar nicht, wo ich anfangen soll.“

T.: „Ja, das Sprechen fällt schwer, weil es so viel ist, und weil es so bedrängend ist.“

Erneutes lastendes Schweigen.

P.: „Ich muss es sagen, nein, ich will es sagen, aber ich schäme mich so.“

T.: (behutsam):   „Sie schämen sich und sind sich nicht sicher, wie ich wohl darüber denken könnte.“

P.: „Es ist so schlimm! – Es ist so, als ob ich es grad wieder erlebe.“

Sie schweigt erneut.

T.: nach einer Weile: „Sie sammeln Mut.“

P.: „Ich konnte damals in der Schule nicht auf die Toilette gehen, die war immer so schmutzig, da hatte ich mir mal wieder auf dem Weg nach Hause in die Hose gemacht, da hat mir meine Mutter die Hose mit dem ganzen Dreck ins Gesicht geschmissen, und dann musste ich alles sauber machen und waschen.“

T.: „Also, wenn ich mir das so vorstelle, das muss ja ekelig und grauenhaft demütigend gewesen sein.“

P.: „Ich fühle mich so dreckig,“ schluchzt, „ein Stück Dreck.“

T.: „Natürlich wissen wir beide, dass Sie ganz und gar nicht ein Stück Dreck sind, andererseits gibt es das Erlebnis von damals mit einer tiefen Erinnerungsspur, die auch jetzt noch Auswirkung hat.“

P.: (weint heftiger, nach einer Pause):   „Ich habe mich oft gefragt, warum ich so wenig Freunde habe, ich habe immer gedacht, mich mag keiner, wenn man mich kennen lernen würde, würde man merken, dass ich nichts zu bieten habe. Vielleicht stimmt das alles gar nicht, und ich habe immer nur Angst davor gehabt. Am schlimmsten war damals, dass ich nicht schreien durfte. Ich war eine Schande für sie.“

T.: (nach einer Weile):   „Ja, es war sehr schlimm für Sie, vor allem, so fest davon überzeugt zu sein, eine Schande zu sein und gerade deshalb nicht sprechen zu dürfen, weil

dann die ganze Schande herauskäme und sich alle von
Ihnen abwenden könnten, so wie damals die Mutter nicht
wollte, dass die Nachbarn etwas mitbekommen würden,
wenn Sie schreien würden."

P.: „Ja, ich glaube, so stimmt das. Dabei fällt mir ein, wie entsetzlich ich mich gefühlt habe, damals auf meinem Nach-
hauseweg. Und ich bin so voller Hass, und ich habe den
immer gegen mich gerichtet. Ich habe nicht gedacht, dass
ich das von damals jemandem erzählen könnte."

T.: „Und in dieser Entscheidungsschwierigkeit haben Sie
den Kompromiss gefunden und sind gekommen, aber
später und erst einmal schweigend. Aber das Gefühl der
Beunruhigung ist nun verständlich geworden."

P.: „Es ist immer noch schlimm, aber ich fühle mich jetzt
auch leichter."

Ergänzung zum Fallbeispiel 1

In der Vorgeschichte dieser jungen Frau gibt es im Alter von 10 Jahren eine mehrwöchige Krankheit, in der die Patientin einfach aufgehört hatte zu essen und in einer Klinikbehandlung mit Infusio-
nen ernährt werden musste. Und es gibt eine Schwierigkeit in der
Nähe-Distanz-Regulierung, die sich auf den Umgang mit ihrer
Sexualität auswirkt, außerdem leidet sie unter einer Hautkrankheit.
Sie ist die ältere von zwei Schwestern, vor ihr hat es Fehl- und Tot-
geburten gegeben. In ihrer Kindheit war sie die zuhörende – nicht
verstehende – „Vertraute" („Container") der in Schwarz-Weiß-
Kategorien verhafteten Mutter. Ihre Befreiungsversuche über intel-
lektuelle Leistungen wurden als „große Rosinen im Kopf" abgetan.
Sie war noch vor dem Abitur aus dem Elternhaus ausgezogen, hatte
studiert, geheiratet, ein Kind geboren. Rätselhaft und quälend war
eine Unmöglichkeit, sich berühren zu lassen, außer im kurz dauernden Zustand von Verliebtheit.

Fragen wir nun, was in diesem Gespräch wie ausgedrückt, mitgeteilt, wahrgenommen und beantwortet wird – und welche Wirkung erkennbar wird.

Zum einen fällt schon die Verspätung der Patientin auf, und da keine plausible Erklärung erfolgt, wie sie üblicherweise im zwischenmenschlichen Umgang gehandhabt wird, muss sie eine tiefer liegende noch wortlose Bedeutung im *Übertragungs-Gegenübertragungs-Geschehen* haben. Ins Auge fällt auch die stramme Haltung der Patientin. Agierend und durch Körpersprache drückt sich etwas Unsagbares aus. Und mit diesem unsagbaren Anliegen teilt sich die Patientin in der Übertragung der Therapeutin mit, die – empathisch auf die Patientin eingestellt – das Schweigen und die Körperhaltung wahrnimmt. Die Therapeutin verspürt zwar auch einen Ärger über die Verspätung mit dem Impuls, sich selbst Luft zu verschaffen (Gegenübertragung), bewahrt diesen Impuls aber zunächst für sich (therapeutische Haltung) und gibt der Patientin „Raum", d.h. zunächst Zeit, hier auf Seiten der Patientin durch Schweigen gestaltet und auf Seiten der Therapeutin als dynamisch wirksam wahrgenommen und respektiert. Was wäre passiert, hätte die Therapeutin ihren Ärger geäußert? Vermutlich hätte sich die Patientin entschuldigt, vielleicht hätte sie eine oberflächlich plausible Erklärung gegeben, möglicherweise hätte sie sich verteidigt – so aber ergibt sich durch die abwartende Haltung ein Zugang zu Empfindungen und Erinnerungen und dadurch eben ein anderer Verlauf.

Die Äußerung der Patientin, sie sei froh hier zu sein, verblüfft die Therapeutin, ja, sie nimmt eine Gefühlsverwirrung wahr: „Froh-hier-zu-sein", zu spät zu kommen und zu schweigen, das passt nicht zusammen. Sie fühlt sich um ihren anfänglichen Ärger gebracht, ist einerseits interessiert an dem, was die Patientin agierend mitteilt, fühlt andererseits einen neuen Ärger, fragt sich dann aber, ob es nicht mehr um nicht wissen wollen – oder dürfen – geht. Gibt es einen Widerstand, geht es um ein Tabu? Jetzt braucht die Therapeutin Zeit. Sie sieht sich vor die Frage gestellt, das, was so gar nicht zusammenzupassen scheint, evtl. mit einer mehr sachlichen, direkten Frage zu klären, entschließt sich aber, eine „Geradeaus-Frage" zunächst nicht zu stellen, sondern das noch gänzlich ungewisse und ungeformt mitgeteilte „Material" zwischen sich und der Patientin als ein dynamisch wirksames Drittes im Interaktionsraum zu belassen – und dieses mit zunächst vagen Fragen zu umfahren, um der Affektivität eine Chance zu geben, zum Ausdruck – zur Sprache zu kommen.

> Therapeutin: „Ja, Ihre Unruhe scheint einen tiefer liegenden Grund zu haben, und dann gibt es noch eine Schwierigkeit, darüber zu sprechen. Wir sollten mal schauen, ob da ein Bezug zu unseren Sitzungen besteht. Ich könnte mir auch eine Unsicherheit vorstellen, wie ich das wohl finde und was ich dazu sage?"

(Raum für Tabuthemen aus der Vergangenheit – ein unbewusster Konflikt? Raum aber auch für einen eventuellen gegenwärtigen interaktionellen *Konflikt* in der therapeutischen Beziehung.)

Den von der Therapeutin angebotenen Bezug zu voraufgegangenen Sitzungen greift die Patientin auf, sie erinnert sich: „Ja, jetzt fällt mir ein, dass es in der letzten Sitzung anfing." Mit der Erinnerung an die letzte Sitzung – an das Thema der mütterlichen Wutausbrüche – kommt die Erinnerung an die Fülle der Einfälle nach dieser Sitzung. Auch jetzt fragt die Therapeutin nicht direkt nach dem Inhalt der Einfälle, sondern spricht den in der Gegenübertragung wahrgenommenen Affekt an: „Ja, das Sprechen fällt schwer, weil es so viel ist, und weil es so bedrängend ist."

Dem Ansprechen des Affektes folgt eine adäquate affektive Antwort: „Es ist so schlimm! – Es ist so, als ob ich es grad wieder erlebe." Damit wird deutlich, dass das Erleben von damals zum Erleben hier und jetzt wird im Übertragungs-Gegenübertragungs-Geschehen der therapeutischen Beziehung. Der damals abgewehrte Affekt wird belebt und nun bewusst erlebt.

Der Zugang zu den Gefühlen und das Auftauchen der Gefühle kann viel Zeit benötigen. Dabei muss *empathisch* vermieden werden, dass der Patient eine zu große Distanz zum Therapeuten erlebt, oder aber andererseits eine zu tief gehende unerwünschte Regression in Gang gesetzt wird.

Bei der therapeutischen Gesprächsführung geht es u.a. darum, einerseits Zeit für Wahrnehmung, Erinnerung, Gefühl zu lassen, andererseits das Gespräch in Gang zu halten, zu führen und – fortzuführen.

Mit ihren Worten „Sie sammeln Mut." vermittelt die Therapeutin Akzeptanz der Zeitnahme, aber auch einen zwischenmenschlichen Brückenschlag (Es gibt einen interessierten Zuhörer.) und die Öffnung für Weiteres. Das Schweigen wird als dynamisch wirksames Ausdrucksmittel („beredtes Schweigen") begriffen. Die Patientin berichtet nun von einer traumatischen Beziehungserfahrung aus der Kindheit. Sie schildert – sichtlich gequält – das damalige Ereignis. Die Therapeutin begleitet den Bericht emotional und verstärkt die affektive Seite des Ekels und der Demütigung mit den Worten: „... das muss ja grauenhaft demütigend gewesen sein."

Hierauf folgt etwas nicht Erwartetes: Indem die Patientin davon spricht, sich wie „ein Stück Dreck" zu fühlen, indem sie von einem Mangel in ihren sozialen Bezügen spricht, wird deutlich, dass eine – im Gespräch nicht direkt angesteuerte – Verknüpfung vielschichtiger Ebenen stattgefunden hat. Unter der Scham im Zusammenhang mit dem berichteten Trauma demaskiert sich die Scham im Zusammenhang mit dem defizitären Selbstwertgefühl. Dass sie jetzt darüber spricht, enthält für die Therapeutin die Botschaft: „Nimm mich an mit dieser Überzeugung, nichts wert zu sein, und indem du es glaubwürdig tust, kann sich diese kränkende Überzeugung lockern. Die Scham, nichts wert zu sein, hat mich versklavt, ich muss sie überwinden, aber ich kann nicht über meinen Schatten springen."

Auch im *Agieren* der Verspätung und des anfänglichen Schweigens drückt sich retrospektiv der abgewehrte Schamaffekt und die abgewehrte Wut von damals aus, nun aber durch die *Verwörterung* in der Schilderung des Traumas hörbar mitgeteilt und damit verständlich, verständlich für die Therapeutin und gleichermaßen hier und jetzt für die Patientin. Das Agieren im Hier und Jetzt der Übertragung deutet auf das Unsagbare von damals. Indem sie „es" verwörternd zur Spache bringt, hebt sie das Sprechverbot auf. Sie äußert sich, d.h. ihre Verklammerung durch den Schamkomplex erfährt eine Öffnung. Daneben legt die Patientin in der Schilderung ihres eigenen Erlebens zwei mögliche Abwehrformen ihrer Affektivität nahe, nämlich in der verstummenden Anpassungsleistung die Identifikation mit dem Aggressor und dann auch die Wendung gegen das Selbst.

Auch im Fallbeispiel 2 soll deutlich gemacht werden, dass unter Gesprächsführung nicht Manipulation zu verstehen ist. Unter Führung wird verstanden, empathisch das offenkundige oder verborgene Anliegen des Patienten im Auge zu haben und dem Patienten zu verhelfen, zur Wort-Sprache zu kommen, mit der Zielvorstellung der Lockerung und Lösung des zugrunde liegenden unbewussten Konflikts bzw. „Komplexes".

Fallbeispiel 2: Das Schweigen – die unsagbare Wut

Die Patientin legt sich hin, schweigt, putzt hörbar ihre Nase, wischt sich die Augen, die Bewegungen werden heftiger, das Schnäutzen lauter.

Die Therapeutin sieht das Weinen, „atmosphärisch" fehlt die Trauer, die kantigen Fingerbewegungen drücken Unwillen aus, die Therapeutin lässt „es" auf sich wirken, hat ein mulmiges Gefühl, kann die Situation noch nicht einschätzen, weil die Sitzung mit dieser Szene beginnt, scheinbar ohne Bezug. Da von der Patientin „nichts kommt", eröffnet sie das Gespräch.

Gespräch

T.: „Sie sind erregt und bewegt und finden noch keine Worte dafür?"

P.: „Es ist so viel, es geht so durcheinander, grad dachte ich, dass hier im Haus wieder Handwerker sind."

Die Therapeutin spürt auf Seiten der Patientin eine trotzige Anklage, sie selbst empfindet einerseits Ärger, andererseits ein Schuldgefühl, nicht für Abhilfe gesorgt zu haben, außerdem empfindet sie die Anwesenheit von Handwerkern selbst auch als störend.

T.: „Handwerker bedeuten auch immer Unruhe und Lärm?"
P.: „Das ist nicht, was mich stört, ich denke da immer gleich, dass ich dann störe."
Diese Verkehrung der Störung irritiert die Therapeutin.
T.: „Jetzt verstehe ich Ihr anfängliches Schweigen so, dass Sie nicht sicher waren, ob ich mich ganz auf Sie einstellen konnte und nicht etwa innerlich mit Renovierungsarbeiten beschäftigt war."
P.: „Das sitzt so tief. Immer denke ich, dass ich nichts zu suchen habe bei anderen, dass die mich nicht wollen, dass die mich durchschauen und mich auslachen und dass ich stehen gelassen werde, und keiner sagt, was ich an mir habe."
Sie ballt die Hände zu Fäusten.
Die Therapeutin hat den Eindruck, dass sich etwas entladen will und spricht den Affekt an.
T.: „Sich so ohnmächtig ausgeliefert zu fühlen, ohne zu wissen warum, das muss eine tief gehende Erfahrung sein und eine unheimliche Wut bewirken."
P.: „Das erinnert mich an so vieles, wo ich das Gefühl hatte, außen vor zu stehen, immer hatte ich Angst, dass schlecht über mich geredet wird, wie ich wieder aussehe, wie ich wieder gucke. Ich kann mich nicht einschätzen."
An dieser Stelle spürt die Therapeutin eine Beklemmung.

Ergänzung zum Fallbeispiel 2

In der Vorgeschichte dieser 42-jährigen Frau, die einen Sohn in der Pubertät hat und ohne Partner lebt, ist eine anorektische Phase als Jugendliche zu erwähnen, die Ablehnung ihrer Weiblichkeit und ihre Angst vor Abhängigkeit in Beziehungen, die sie aber „masochistisch bis zur Selbstaufgabe" gestaltet, wie sie selbst formuliert. Zu erwähnen ist auch ihr tiefes Misstrauen und eine Tendenz zu paranoider Verarbeitung. Eine vorausgegangene Therapie bei einem männlichen Therapeuten hat sie abgebrochen, weil sie den

Eindruck hatte, von ihm manipuliert zu werden als Ausdruck seiner Hilflosigkeit, sie in ihrem eigenen Prozess zu begleiten.

Ausbildungsbedingt kennt sie sich in der psychologischen Nomenklatur aus und spricht von „Ab-Spaltung" ihrer Gefühle. Auf der Körperebene leidet sie unter Migräneanfällen.

Kommentar zum Fallbeispiel 2

Wie im ersten Fall schweigt auch diese Patientin. Auch hier im zweiten Fall nimmt sich die Patientin Zeit. Anders als im Fallbeispiel 1 signalisiert die Wahrnehmung der Therapeutin eine trotzig-aggressive Gestimmtheit mit noch unklarer Quelle. Hier muss sich der Affekt nicht entwickeln, hier bedarf er keiner Verstärkung, er liegt auf der Hand und soll angesprochen werden, damit er sich antwortend verwörtern kann. Die Therapeutin nimmt ihr mulmiges Gefühl als ein Phänomen notwendiger Klärung ernst.

Indem sie ihr Verständnis der Sachlage schrittmachend zur Sprache bringt, kann die Patientin den inneren Ort ihrer Störung preisgeben.

„Keiner sagt mir, was ich an mir habe." Die Therapeutin hat den Eindruck, dass sie der Patientin sagen soll, was „Verwerfliches" an ihr sei, sieht aber eine junge Frau mit ansprechendem Äußeren und unaufdringlichem Wesen. In der Gegenwart der therapeutischen Beziehung ist nichts „Verwerfliches" erkennbar, sodass die Vermutung nahe liegt, dass eine tief gehende, affektiv hoch besetzte Erfahrung im Übertragungs-Gegenübertragungs-Geschehen zur Darstellung kommt.

> **Im Hier und Jetzt der therapeutischen Beziehung stellt sich dar, was damals und dort nicht verarbeitet werden konnte.**

Die *Umkehr*, die die Patientin in Bezug auf die Störung vornimmt (Nicht die Handwerker stören, sie ist die Störung.), kann sie bezüglich der Erwartung, an ihr sei etwas verwerflich und störend, erfahren, indem das fragende Interesse der Therapeutin nicht nachlässt, und damit inhaltlich die erwartete Abwertung und Zurückweisung ausbleibt.

Die Beklemmung, die die Therapeutin empfindet, entspricht einerseits der Klemme der Patientin, die sozial „ankommen" möchte und gleichzeitig damit rechnet, „verworfen" zu werden (zu sein), andererseits kann sie der Patientin nichts Tröstliches anbieten, denn der Patientin geht es um Anerkennung, aber eben auch Selbst-Einschätzung. Dieser Prozess braucht Zeit.

Eine kleine Vignette aus der dreizehnten Sitzung mit einer 38-jährigen Patientin soll verdeutlichen, was unter dem „Hören-mit-dem-dritten-Ohr" verstanden werden kann.

Fallbeispiel 3: Zwischen den Zeilen – Mutters Beine

Nach der unauffälligen Begrüßung und dem Hinlegen – das Setting im Liegen hat die Patientin gewählt – kommt, was die Therapeutin aus den bisherigen zwölf Sitzungen kennt, ein schneller Redeschwall in rasch wechselnder Tonhöhe. Die Therapeutin hat Mühe zu folgen, einen „roten Faden" zu finden. Sie hilft sich, indem sie Pausen durch Wiederholen von Satzpassagen in ruhig wohlwollend fragendem Ton einschiebt. Die Patientin geht auf die Nachfragen ein und verlangsamt dadurch den hektischen Redefluss, sie wird etwas nachdenklicher. Und dann kristallisiert sich ein bisher nicht ausgesprochenes Anliegen heraus.

Gespräch

P.: „In der Pubertät hatte ich eine ziemliche Akne."

T.: „Das ist ja die Zeit, in der man sich als Mädchen für Jungen zu interessieren beginnt."

P.: „Das stimmt schon, ich habe mich auch immer ausgegrenzt gefühlt, aber ich glaube, ich hatte mehr das Problem, dass ich im Vergleich zu den anderen Mädchen mich nicht wohlfühlte."

T.: „Ach ja! – Nicht so mithalten zu können mit den anderen Mädchen, erlebten Sie schmerzlich. Ich könnte mir denken, dass das in diesem Alter eine tiefe Kränkung war?"

P.: „Es war ja nicht nur die Akne, es war meine ganze
   Figur."
*Die Therapeutin sieht die ausgesprochen gut proportionierte
Körperkontur einer normal gewichtigen jungen Frau. Ihr fällt
der schwarze Pullover auf und die schwarze Hose, und ihr fällt
jetzt ein, dass die Patientin ja jedes Mal genauso gekleidet in
die Sitzung kam. „Wie in einer Uniform", geht ihr durch den
Sinn.*
P. (gehetzt):   „Vor allem sind es meine Beine, ich habe
   dicke Oberschenkel, meine Mutter hat sie auch so, die
   habe ich wohl geerbt. Ich gehe nie schwimmen, ich kann
   mich nie vor anderen ausziehen. Deshalb fahre ich auch
   fast nie in Urlaub und schon gar nicht mit anderen. Das
   Schwimmen lernen war schon schlimm. Ich bin aber
   auch kein Schwimm-Fan wie manche, die ihre Freizeit im
   Wasser verbringen, und dann finde ich Schwimmbecken
   auch ziemlich unhygienisch."
T.: „Das mit der Vorstellung über Hygiene ist die eine Seite,
   die andere Seite hat mehr mit der Vorstellung über die
   eigene Figur zu tun. Tragen Sie deshalb überwiegend
   Hosen?"
P.: „Ich trage immer Hosen, auch in der größten Hitze, des-
   halb fühle ich mich bei Wärme nicht so gut. Kühle und
   Helligkeit, wie im ganz frühen Frühjahr, das ist meine
   Zeit."
*Ihr Tonfall drückt für die Therapeutin eine Mischung aus
Trotz und Trauer aus.*

Ergänzung zum Fallbeispiel 3

Die Patientin ist berufstätig, bezieht ein gutes Gehalt und lebt –
ohne Partner – im Elternhaus zusammen mit beiden Eltern im
Rentenalter und einer wenig jüngeren Schwester. Auch sie ist berufstätig und ohne feste Beziehung.

Die Therapeutin kennt diese Fakten aus der biographischen
Anamnese. Zur Psychodynamik hatte sie – im Bericht an den psy-

chotherapeutischen Gutachter der Krankenkasse u.a. – den der
Patientin nicht bewussten und bisher nicht gelösten Abhängigkeits-Trennungskonflikt geltend gemacht.

Die zugrunde liegende Struktur schien überwiegend zwanghafte, aber auch schizoide Merkmale zu enthalten. Zur Abwehr gab
es unter Berücksichtigung des beruflichen Engagements neben der
Verdrängung Überlegungen in Richtung Rationalisierung, Sublimierung, Verschiebung auf die Leistungsebene und auch Bagatellisierung. Weder die Akne noch sonst Bemerkungen, die irgendwie
in Bezug auf das so genannte Körperschema hellhörig gemacht
hätten, waren bei der Erhebung der Anamnese vorgekommen.
Deutlich wird jetzt der Ambivalenzkonflikt (Identifikation mit der
Mutter und auch die nicht erlaubte – unbewusst gehaltene – Wut),
der dem Abhängigkeits-Trennungskonflikt zugrunde liegt und ihn
in Gang hält. Der Vergleich mit anderen Mädchen lässt an eine
unbewusste Rivalität mit der jüngeren Schwester denken.

Kommentar zum Fallbeispiel 3

Hellhörig wurde die Therapeutin bei der Erwähnung der Akne, die
ja in der Anamnese eben *nicht* erwähnt worden war. Das Aufgreifen dieses Symptoms mit dem deutenden Bedeutungshinweis auf die
sensible Phase erster Partnersuche eröffnet den Blick auf eine tiefer gehende, die ganze Person betreffende Unsicherheit („die ganze
Figur“). Auffallend war weiter der schnelle Schlenker auf die Beine
der Mutter, die ihr dieses Erbe beschert hat, und der Bericht darüber,
wie sehr es notwendig schien, sich bedeckt zu halten. In ihrer
Anamnese fehlten lebensbegleitend soziale Kontakte zu Gleich-
altrigen.

Trotz und Trauer, stimmlich wahrnehmbar, und die Betonung
dessen, was sie nicht mochte und nie tat oder tun würde, enthiel-
ten gewissermaßen zwischen den Zeilen und durch die betonte
Verneinung einen Hinweis auf gegenteilige, noch nicht lebbare
Strebungen. Über die Beine der Mutter erhielt die Therapeutin
auch einen Hinweis auf die mögliche Identifikation mit der Mutter. Die Hektik beim Sprechen, das schnelle „Darüberweg-Reden“
kaschierten und offenbarten gleichzeitig die abgewehrten verpön-

ten und aversiven Gefühle, die sich im Übertragungs-Gegenübertragungs-Geschehen zu Wort – zur Wortsprache meldeten. Außer dem „Hören mit dem dritten Ohr" stellte sich nämlich für die Therapeutin auch die Aufgabe, den Ärger über die Hektik am eigenen Leibe zu spüren und ihn auch als den Ärger der Patientin zu verstehen. Im schnellen „Darüberweg-Reden" kann auch ein Widerstand gegen die Bewusstmachung der inneren Zusammenhänge gesehen werden. Dieser Widerstand bedarf der Bearbeitung.

Fallbeispiel 4: Es klingelt – Der nützliche Ärger hier und jetzt

Die fünfzigste Stunde eines 44-jährigen Patienten geht zu Ende, es klingelt an der Haustür. Die Therapeutin sieht keine Veranlassung, darauf zu reagieren: Alle Patienten haben feste Termine und kennen die Regel, nicht vor ihrer Zeit zu klingeln. Nur wenig später ist die Zeit der Sitzung vorbei, das Ende jedoch noch nicht signalisiert – es klingelt erneut. Die Therapeutin ärgert sich, macht eine die Stunde abschließende Bemerkung, bittet kurz um Entschuldigung wegen der Störung und geht zur Tür, um nachzusehen. Es ist niemand – mehr – da.

In der einundfünfzigsten Sitzung schweigt der Patient längere Zeit, hustet und räuspert sich. Die Therapeutin denkt an die Störung und an das etwas zu abrupte Ende der letzten Sitzung, hofft aber zunächst, dass der Patient von sich aus darauf zurückkommt, und möchte beobachten, wie er das macht.

Gespräch

P.: „Ich möchte was sagen, aber ich weiß nicht wie."
T.: „Ist es kompliziert, ist es unangenehm?"
P.: „Nach der letzten Stunde ist es mir ziemlich schlecht gegangen, ich habe es kaum aushalten können, aber ich glaube, ich muss das sagen, weil ich diese Gefühle kenne. Ich glaube, dass Sie mir das erklären müssen, damit ich sie loswerden kann."

 Hilfreiches aus Psychoanalyse und Tiefenpsychologie

T.: „Sie haben sich schlecht gefühlt, und das hing mit der letzten Stunde zusammen, und Sie kennen dieses Sich-schlecht-fühlen auch sonst. Dann sollten wir uns mal diese letzte Stunde ansehen!“

P.: „Das Klingeln – und dann sind Sie gegangen, und ich dachte, die Stunde ist noch gar nicht zu Ende. Und dann dachte ich, Sie können das alles nicht mehr hören, was ich sage, und dass ich immer nur klage, und weil sich bei mir alles immer wiederholt. Ich überlegte, ob ich lieber nicht mehr kommen sollte.“

T.: „Und dann haben Sie beschlossen, doch zu kommen und mit mir zu klären, ob Ihre Sorge, ich könnte mich langweilen und Sie loswerden wollen, stimmt, oder ob mein Eingehen auf das störende Klingeln altbekannte schmerzliche Gefühle in Ihnen wachrief, die Sie am liebsten nicht mehr ansehen möchten.“

P.: „Ja, und ich dachte auch, der andere wäre Ihnen wichtiger (als ich).“

T.: „Vermutlich hatten Sie einen ziemlichen Zorn auf mich!“

P.: „Der kam erst später. Zuerst habe ich mich zurückgewiesen gefühlt, nicht interessant, wie ich das immer kenne.“

T.: „Ein bekanntes Gefühl – Verletzung, Kränkung. Und wie gehen Sie üblicherweise damit um?“

P.: „Ich ziehe mich zurück.“

T.: „Und so konnten Sie bisher keine neuen Erfahrungen machen, die die alten hätten korrigieren können.“ – Nach einer Pause – „Es geht offenbar um Rivalität, um die Angst, weniger wichtig zu sein, weniger gemocht zu werden, im Vergleich langweilig, uninteressant zu sein – ein kaum aushaltbares, verletzendes Gefühl. Und in der letzten Stunde drängte sich diese altbekannte Erfahrung auf.“

P.: „Mein Vater liebte meine ältere Schwester und meine Mutter meinen kleinen Bruder.“

T.: „Und Sie hatten das Gefühl, leer auszugehen, so wie Sie in der letzten Stunde dachten, ich würde Sie zurückweisen und jemand anderen interessanter finden? Wie haben

Sie das damals und wie jetzt ausgehalten, und wie konnten Sie sich jetzt und damals helfen? – Hatten Sie als Kind
ein tröstendes Lieblingsspielzeug, welche Hoffnung gab
es jetzt?"

P.: „Ich zog mich immer zurück. Meine Schwester hatte eine
Puppe, mein Bruder einen Teddy, ich hatte nichts."

T.: „Nichts?"

P.: „Das ist mir ziemlich peinlich jetzt. – Ich hatte nur einen
alten Lappen."

T.: „Einen Lappen?"

P.: „Ja, an dem habe ich immer gelutscht, der war ziemlich
schmierig, meine Mutter hat sich geekelt, und ich habe
mich wie der Lappen gefühlt."

*Über einige Zeit ist das Thema die Verletztheit, die Gekränkt-
heit in der Kindheit, dann lenkt die Therapeutin das Gespräch auf die aktuelle Situation, indem Sie fortfährt:*

T.: „Diesmal haben Sie sich nicht zurückgezogen, sondern
von mir erwartet, dass ich es Ihnen erkläre, wie Sie sagten, d.h. dass wir die Sache miteinander klärten. Dazu gehörte das schlechte Gefühl, die Angst vor der erwarteten
Zurückweisung, dazu gehörte aber auch der Zorn auf
mich, so etwas lassen Sie sich nicht einfach gefallen."

P.: „Ich glaube, mein Selbstbewusstsein ist nicht mehr so
klein wie am Anfang (der Therapie)."

<u>Ergänzung zum Fallbeispiel 4</u>

Der Patient ist der Mittlere in der Geschwisterreihe. Im Vergleich
mit seinen Geschwistern war er in seinem Erleben der Zu-kurz-
gekommene. Seine Geschwister hatten Karriere gemacht, lebten in
guten und dauerhaften Beziehungen. Er dagegen hatte eine Tätigkeit, in der Teamarbeit gefordert wurde, wozu er sich nicht fähig
fühlte, hatte keine dauerhaften Freundschaften und zog sich zurück, bevor er verlassen wurde. Zuletzt ging er keine Freundschaften mehr ein, da ja doch alles immer auf dasselbe hinauslief. Zur
Therapie war er wegen ständiger Rückenschmerzen, die auch ope-

rativ nicht gebessert werden konnten, und wegen Erschöpfungs-
gefühlen gekommen.

Kommentar zum Fallbeispiel 4

In der Übertragungssituation aktualisierte die Störung und deren
Handhabung durch die Therapeutin die Affektivität der präödi-
palen Konfliktebene. Die Entschuldigung auf der Realebene wegen
der Klingelstörung konnte im therapeutischen Setting nicht aus-
reichen. Wäre der Patient nicht mehr darauf zurückgekommen,
hätte die Therapeutin ihrerseits darauf zurückkommen müssen,
andernfalls wäre die Klärung (gegenwärtige Störung und Verstört-
heit in der Biographie) nicht möglich gewesen, die Störung wäre
der gemeinsamen Abwehr von Patient und Therapeutin anheim
gefallen und hätte den förderlichen Prozess zumindest behindert,
wenn nicht sogar der Abbruch gedroht hätte. Dieser Fall und die
Führung dieses Gesprächs sollten belegen, dass – entsprechend den
Leitlinien (s. weiter unten) – nichts unter den Teppich gekehrt werden darf. Angesprochen ist der Patient mit dem, was er laut oder
leise oder gar nicht äußert. Und – Störungen haben Vorrang.

1.3 Theoretischer Hintergrund

Das therapeutisch wirksame Gespräch unterscheidet sich in viel-
fältiger Weise von der Alltags-Kommunikation.

Dass Worte „nur Worte" sein können, inhaltslose Worthülsen
also, ist tägliche Erfahrung. Ebenso ist aber auch „das Angesprochen sein" eine allgemein menschliche Erfahrung, die Verzaube-
rung oder eben auch die krankmachende Kränkung durch Worte.
Sprache dient eben nicht nur der rational zugänglichen Verständigung, sondern teilt Qualitäten von emotionaler Gestimmtheit
hörbar mit und stößt Stimmung im Dialogpartner an. Um Sprache geht es und – um Bedeutung. Sprache hat eine Brückenfunktion zwischen Dialogpartnern und setzt Bewusstsein individueller Verschiedenheit voraus. Entwicklungspsychologisch geht es

um die Bedeutung von Triangulierung und um die Bedeutung und das Finden einer verwörternden Sprache anstelle von Agieren und Symptomatik.

In der analytischen bzw. tiefenpsychologisch fundierten Psychotherapie vollzieht sich das Gespräch vor dem Hintergrund eines Konzepts der Grundannahme des Unbewussten.

Die Inhalte des Unbewussten stellen aus heutiger Sicht jedoch nicht mehr ausschließlich brodelnde – mehr oder minder mühsam kontrollierte – Triebimpulse dar, sondern *Beziehungserfahrungen*, die in der Folge Überzeugungen gebildet und eingeschrieben haben mit Modell-Wirkung für die Gestaltung von Beziehungen in der Gegenwart (abwertend-aufbauend, frustrierend-beglückend, kränkend-tröstlich beispielsweise). Überzeugungen – mit ihrem Gültigkeitsanspruch – bedingen u.U. Vorstellungen in Polaritäten („Schwarz-Weiß-Denken", „Du-*oder*-Ich"), schränken befriedigendes Sowohl-als-auch-Fluktuieren zwischen Polaritäten ein und beeinträchtigen verantwortlich abwägendes Wählen. Dabei können neben den sich gegenseitig ausschließenden Gegensatzpaaren in so genannten Spaltungsprozessen gegensätzliche Wahrheiten mit absolutem Gültigkeitsanspruch nebeneinander bestehen und die Kommunikation verwirren und aufladen.

Die Erfahrung zeigt, dass solche frühen Beziehungserfahrungen – mit einschränkender Modell-Auswirkung – im weiteren Verlauf der Biographie durchaus wandelbar sind, und der therapeutisch geführte Dialog dient diesem Ziel neuer heilsamer Beziehungserfahrung – der *Möglichkeit des Neubeginns* im balintschen Sinne.

Für das Verständnis des Patienten mit seiner Symptomatik brauchen wir nicht nur das Konzept der Grundannahme des Unbewussten und der Abwehrvorgänge, sondern auch das Konzept der Grundannahme von ubiquitären Übertragungs-Gegenübertragungs-Vorgängen, die wir therapeutisch nutzen können.

Die wortsprachliche Symbol schaffende Umsetzung – mit ihrer erörternden Öffnung nach außen – kann aus der erstarrten Verhaftetheit im Symptom und dessen individueller meist leidvollen Bedeutung herausführen.

Über das Unbewusste sagt Lacan, es sei wie eine Sprache strukturiert. Aufgabe in der Therapie ist danach, noch nicht Gesagtes – oder als unsagbar energetisch aufwendig Abgewehrtes – dem

Bewusstsein zuzuführen, zur Sprache zu bringen. Therapeutisch wirksame analytische Arbeit kann so als Rekonstruktionsarbeit verstanden werden, die zu bewusster Identität hinführt. Affektiv angereichert ent-wickelt sich im sprachlichen Wechselspiel, im gestischen Verhalten, in vielfältigen Wieder- und Widerspiegelungen die jeweilige Individualität. Im Prozess von Übertragung und Gegenübertragung können so Fixierungen – symbolhaft dargestellt im konkreten Symptom – nunmehr im Wort zur Sprache kommen, sodass im günstigen Fall das Symptom mit seiner „zwischen den Zeilen" lesbaren Hinweisbedeutung überflüssig wird und verschwindet.

Die Erlernbarkeit der Handhabung des Instruments Sprache – der „Führung eines Gesprächs" – ist vergleichbar mit dem Erlernen der Handhabung eines Werkzeugs. Dass individuelle kreative Fähigkeit das Instrument handhabt, macht den Vorgang gleichermaßen unsicher wie reizvoll. *Gleichschwebende Aufmerksamkeit* (Zuhören ohne spezielle Erwartungen) als hilfreiches Instrument im Gespräch mit dem Patienten eröffnet dem interessiert fragenden Therapeuten und gleichermaßen dem Patienten verstehenden Zugang zu abgewehrten Innenwelten der Psyche.

Bei der tiefenpsychologisch fundierten Psychotherapie geht es darum, aktuell wirksame neurotische Konflikte und alte Beziehungsmuster in ihrer Wirksamkeit für gegenwärtige Beziehungsgestaltung aufzudecken und zu therapieren, dabei aber durch Begrenzung des Behandlungsziels, durch ein konfliktzentriertes Vorgehen und durch Einschränkung regressiver Tendenzen eine Konzentration des therapeutischen Prozesses anzustreben.

Es ist hilfreich, sich bei der Anwendung der tiefenpsychologisch fundierten Psychotherapie (s. dazu Heigl-Evers et al. 1997) an der *Schnittpunktmetapher der Neurosenentstehung* zu orientieren: Eine Neurose wird dort manifest, wo sich die vertikale Achse der Lebensgeschichte und die horizonale Achse der Aktualsituation eines Individuums gleichsam kreuzen. Die Kreuzung bedeutet, dass lebensgeschichtlich entstandene latente Pathogenität unter spezifischen interpersonellen (interaktionellen) Bedingungen, die ihrerseits wiederum meist spezifischen sozioökonomischen und/ oder soziokulturellen Bedingungen unterliegen, zu klinischen Manifestationen führt. Latent vorhandene neurotische Konflikte werden auf diese Weise aktuell wirksam. Die bisher hilfreiche Abwehr droht zu versagen oder versagt. In dieser Situation befindet sich im Regelfall der Patient, der psychotherapeutische Hilfe sucht.

Für das therapeutische Gespräch, die therapeutische Gestaltung von Beziehung, sehen wir uns mit Phänomenen konfrontiert, die in solchen Begriffen wie Übertragung, Gegenübertragung, Wiederholungszwang, Abwehr und Widerstand Benennung finden. Nicht dass diese „Probleme" nicht auch in „Alltags-Beziehungen und – Gesprächen" anzutreffen wären, hier jedoch geht es um ihren bewussten, dem therapeutisch wirksamen Prozess dienenden Umgang und Einsatz. Die bedingungslose Zuwendung des Therapeuten in Verbindung mit sprachlicher Minimalstrukturierung reaktiviert die unbewussten Konflikte und abgewehrten Wünsche und fördert ihre Inszenierung im Übertragungs-Gegenübertragungs-Geschehen, gibt Raum für Affekte.

Werfen wir also kurz einen Blick auf die angesprochenen Phänomene, mit denen wir es in der therapeutischen Gesprächssituation zu tun haben:

Zur Übertragung

Jeder Mensch überträgt spontan Gefühle, Einstellungen und Verhaltensweisen, die er im Umgang mit Personen aus seiner biographischen Vergangenheit erworben hat, auf neue Situationen und Personen in der Gegenwart. Die „wechselseitige von Übertragungen geprägte Kommunikation zwischen dem jeweiligen Kind-Ich und dem Eltern-Ich führt zu einer gemeinsamen Kreation von Übertragung und Gegenübertragung" (Stuhr in Ahrens 1997, S. 528).

„Übertragen wird eine Mischung von Erfahrung von realem Erleben in der Biographie mit phantasiertem Erleben und einer Abwehr gegen beide." (Kernberg, Vortrag Lindau 1995). In der so genannten „negativen Übertragung" (Freud) wird ein Verhalten an den Tag gelegt, das unangemessen, bizarr, für einen Partner außerhalb der Therapiesituation unverständlich erscheinen würde – geprägt von schwer erträglichen und unbewusst gehaltenen Gefühlen wie Neid, Eifersucht, Hass.

Die individuelle Ausgestaltung des so genannten therapeutischen Settings (Raum, Zeitabsprachen, Atmosphäre) fließt in die Übertragungs-Gegenübertragungs-Situation mit ein und sorgt mit dem festen Rahmen auch dafür, dass das Übertragungs-Gegenübertragungs-Geschehen deutlich werden und gedeutet werden kann.

Zur Gegenübertragung

Unter Gegenübertragung in ganzheitlichem Gewand wird „vor allem der Grad der Gefühlserlebnisse verstanden, die der Analytiker hat, und der Gebrauch, den er von seinen Gefühlen macht." (Heimann in Thomä u. Kächele 1986).

> Wesentlich ist, dass der Analytiker seine Gefühle aushält, statt sie wie der Patient abzureagieren. Die im Analytiker ausgelösten Gefühle werden der analytischen Aufgabe untergeordnet, in welcher er – der Analytiker – als Spiegel für den Patienten funktioniert (Thomä u. Kächele 1986, S. 91).

Die Persönlichkeit des Therapeuten, seine Empathie, seine (Selbst-) Wahrnehmungsfähigkeit, die „schwebende Aufmerksamkeit" und das „Hören mit dem dritten Ohr" (Reik) sind variable Faktoren der Gegenübertragung. Zu den Gefühlserlebnissen, die der Analytiker hat, gehören nicht nur die vom Patienten in der Übertragung ausgelösten, sondern auch die, die sich aus seiner eigenen Psychogenese, seiner Beziehungserfahrung herleiten. Die analytische Haltung gebietet, sie nicht auf den Patienten zu übertragen. Einen Schutz dagegen bieten für den Therapeuten Lehranalyse und Selbsterfahrung.

Zum Wiederholungszwang

Gewissermaßen schicksalhaft auftretende, für Außenstehende unverständliche Wiederholungen z.B. bei wiederholt unguter Partnerwahl („Beim nächsten Mann wird alles anders.") lassen das

Zwanghafte und „klebrig" wirksame Libidinöse (Freud 1914) erkennbar werden; andererseits wird gerade in der Wiederholung der Versuch gesehen, in Minitraumata in Gegenwarts-Beziehungen eine zugrunde liegende traumatische Erfahrung einem Selbstheilungsprozess zu unterziehen (Freud 1920). Der von Freud eingeführte Begriff des Wiederholungszwangs hat keinen Bezug zu den zwanghaften Merkmalen auf struktureller Ebene.

Zum Widerstand

Widerstand im therapeutischen Prozess meint eine Kraft, die sich dem Aufdecken unbewussten Konfliktmaterials entgegensetzt. Das ist anfangs schwer zu verstehen: Wie lässt sich Widerstand erklären, wo Patient und Therapeut doch einig sind in Bezug auf die Ernsthaftigkeit des therapeutisch wirksamen Prozesses, auf den sich ja beide gleichermaßen einlassen oder dieses schon getan haben?

Was alles sich als Widerstand erweisen kann und als solcher überhaupt erst erkannt werden muss, beschreibt König in seinem 1995 erschienen Buch „Widerstandsanalyse", in dem auch die *positive Funktion von Widerstand* beleuchtet wird, die den therapeutischen Prozess, indem sie ihn verlangsamt, für den Patienten erträglicher macht: Bevor es dem Selbst möglich wird, mit weniger Abwehr Beziehungen einzugehen, sich auf Verunsicherndes einzulassen, bedarf es eines Entwicklungsprozesses, der gerade durch Analyse des Widerstandes möglich gemacht wird. Thomä und Kächele weisen auf die beziehungsregulierende Funktion des Widerstandes hin. Widerstand kann im Dialog im therapeutischen Setting wahrgenommen und befragt werden, wahrgenommen im Schweigen, im Auslassen, im Rasch-darüber-hinweg-reden. Besser nicht wissen zu wollen, kann schützende Funktion haben. Angst und Schutzbedürfnis – Widerstandsverhalten – können dann aufgegeben werden, wenn Vertrauen und Sicherheit gefasst wurden. Im therapeutischen Setting stellt sich der Patient im Zustand seiner Abwehr dar. Unter Widerstand verstehen wir dann – wie schon gesagt – die Kraft, die sich der Bewusstmachung von Abgewehrtem entgegensetzt.

Unter Abwehr wird – kurz gesagt – eine Leistung des Ichs verstanden, bedrohlich Überflutendes mit psychischem Energieaufwand fern zu halten. Anders noch als zu Beginn der Psychoanalyse geht es dabei nicht mehr nur um Abwehr von Angst, sondern um Schutz gegenüber unerträglichen Affekten generell.

Abgewehrt werden mit psychischem Energieaufwand Affekte wie Schmerz, Scham, Ekel, Furcht, Wut. Abgewehrt werden die Affekte um den so genannten unbewussten Konflikt, dessen Bewusstmachung und Bearbeitung im Hier und Jetzt der therapeutischen Beziehung geschieht und die Belebung/Erlebbarkeit der Affekte mit einschließt. Zielvorstellung dabei ist, konfliktbedingte pathologische Abwehrprozesse zu mildern oder zur Lösung zu bringen, aber auch neue Entwicklungsmöglichkeiten anzustoßen. Damit wird deutlich, dass Abwehrprozesse keineswegs schon als solche pathologisch wären.

Bei Patienten mit reiferen neurotischen Störungen steht mehr die aufdeckende Arbeit unbewältigter Trieb- und Beziehungskonflikte im Vordergrund, bei Patienten mit einer Borderline-Pathologie mehr die Unterstützung reiferer Bewältigungsformen. Das heißt, dass es sinnvoll ist, der Spur des Patienten zu folgen und zu erwägen, in welchem Fall und an welcher Stelle in der therapeutischen Arbeit die Abstinenz des Therapeuten unangemessen wäre. Auch die Deutung, bei reiferen Störungen ein förderliches Instrument, das vom Patienten teilweise auch selbst gehandhabt werden kann, ist bei defekten Strukturen – unterhalb der Neurose – unwirksam, da hier kein Widerstand, keine Abwehr (Leistungen im Dienste der Ich-Erhaltung) vorliegen, sondern eine Fehlentwicklung um Leerstellen (Defekt s.weiter unten).

Die Handhabung der Technik wird dabei – abgesehen von der persönlichen Unterschiedlichkeit von Therapeuten – verschieden sein, je nachdem, in welcher Methode der jeweilige Therapeut seine Ausbildung erfahren hat.

Abgesehen von der historisch wichtigen Triebpsychologie Freuds und der Ichpsychologie I gibt es gegenwärtig drei Hauptströmungen von Psychotherapie-Richtungen, die früher heftig kontrovers diskutiert wurden. Heute jedoch wird ein integrativer Ansatz vertreten (z.B. von Kernberg sowie Blanck und Blanck).

Bei diesen drei Hauptströmungen handelt es sich um
- die Ichpsychologie II,
- die Objektbeziehungstheorie und
- die Selbstpsychologie.

Trotz unterschiedlicher Facetten arbeiten sie in der Kernannahme gleich, dass der individuelle Charakter durch frühe körperlich begründete und objektbezogene Erfahrungen gestaltet wird, die untereinander funktionell und konflikthaft verbunden sind.

Bei den verschiedenen in der nachfolgenden Übersicht genannten Abwehrformen unterscheiden wir generell zwischen frühen, so genannten „primitiven" Abwehrmöglichkeiten (Beispiel: Verleugnung) und reiferen Abwehrformen (Beispiel: Verdrängung).

Die wichtigsten Abwehrmechanismen

- Verdrängung: Nicht akzeptable (Trieb-)Wünsche werden vom Bewusstsein abgedrängt.
- Introjektion (Internalisierung): Das Subjekt lässt in der Phantasie Objekte von außen nach innen gelangen.
- Identifikation: Ein psychischer Vorgang, durch den ein Subjekt eine Eigenschaft des anderen in sich aufnimmt.
- Projektion: Hinausverlegen eigener Vorstellungen und Wünsche in die Außenwelt.
- Rationalisierung: Logische Erklärungen einer Handlung, eines Gefühls, deren eigentlich triebhaftes Motiv unerkannt bleiben muss.
- Verschiebung: Substitution einer Vorstellung durch eine andere (eher im Traum).
- Reaktionsbildung: Entwicklung von Verhaltensweisen, die einem verdrängten Triebwunsch entgegengesetzt sind.
- Regression: Zurückschreiten von einer höheren auf eine niedrigere (psychosexuelle) Entwicklungsstufe.
- Konversion: Nicht realisierbare Triebenergie wandelt sich aufgrund eines psychischen Konflikts in körperliche Symptome um.
- Sublimierung: Umwandlung von sexueller Triebenergie in sozial höher bewertete Aktivitäten.

- Idealisierung: Psychischer Vorgang, durch den das Objekt in Wert und Bedeutung überschätzt wird.
- Identifizierung mit dem Angreifer (Aggressor): Der Bedrohte wandelt sich in den Bedroher; Eigenschaften und Aggressionen einer als feindlich erlebten Person werden übernommen.
- Isolierung: Unliebsame Denkinhalte werden von dem sie begleitenden Affekt getrennt.
- Ungeschehenmachen: Psychologischer Mechanismus mit dem Bemühen, so zu tun, als ob gewisse Gedanken, Worte, Handlungen nicht geschehen wären.
- Verleugnung: Es besteht die Weigerung des Patienten, die Realität einer traumatisierenden Wahrnehmung anzuerkennen.
- Wendung gegen das Selbst.
- Spaltung.
- Verkehrung ins Gegenteil.
- Bagatellisierung.

Zur Symptomatik

Folgen wir der These von der Wiederkehr des Verdrängten in Form so genannter Abkömmlinge des Unbewussten, dann bewegen wir uns auf der Ebene der Phänomene – damit auch der Symptomatik – die Ausdruck verborgener Motive darstellen, die die Erscheinung eines Menschen und sein Verhalten modifizieren und als mehr oder weniger leidvolle Symptomatik Hinweischarakter haben können auf den zugrunde liegenden unbewussten Konflikt. Hinweischarakter insofern, als im Allgemeinen die Symptomatik in verzerrter, verschlüsselter Form gleichzeitig dem Verstehen zugänglich ist, jedoch eine so individuelle Sprache spricht, dass ihre entschlüsselnde Arbeit mit Zeitaufwand eine Aufgabe von Psychotherapie sein kann. „Rauchzeichen – SOS-Signale" gilt es, wortsprachlich hörbar ihren Herkunftsort, ihre Konflikt-Geschichte erzählen zu lassen, um im günstigen Fall in der therapeutischen Akzeptanz und deutenden und klärenden Bearbeitung des Übertragungs-Gegenübertragungs-Geschehens Veränderung zu erleben.

Keinesfalls wird in der Symptomatik schon die Krankheit gesehen. Krank (gekränkt) ist der Mensch, seine Symptomatik wird zum einen als sein Beziehungsangebot verstanden (Balint), zum andern wird im Symptom aber auch Energie abgeführt und damit Schutz oder Aufschub geboten gegenüber Überwältigendem oder Überforderndem von innen oder außen. Ziel einer Therapie kann also nicht das Freiwerden von Symptomatik sein, sondern die Arbeit, die den Betroffenen befähigt, mit Konflikten umzugehen. Auf diesem Wege kann die Symptomatik überflüssig oder zumindest gemildert werden.

Die Symptomatik erzählt gewissermaßen auf der Ebene der Phänomene eine individuell bedeutsame – bedeutungsvolle – Geschichte, deren Ursprung im Dunkeln liegt, über Wortsprache im zwischenmenschlichen *Dialog* jedoch geäußert und verstanden werden kann. Und über Deutungs- und Klärungsbemühung (Beziehungsgestaltung) kann ein letztlich heilsameres Selbst-Verständnis gelingen.

In den letzten Jahren gibt es in der Psychotherapie die Arbeit mit so genannten *Narrativen*. Unter ihnen versteht man Geschichten oder Erzählungen, die einen Handlungsanteil haben und meistens mit Menschen und ihren Beziehungen, Gefühlen und ihrem Verhalten zu tun haben. Man denkt im Narrativ an Personen, die als Urheber handeln und Absichten und Ziele verfolgen, die sich in einer kausalen Sequenz mit Anfang, Mitte und Ende entfalten. Im Narrativ wird also „eine Szene dargestellt, die sich als Gestalt den Zuhörern präsentiert" (Cierpka mit Hinweis auf Luborsky). In den Narrativen können Übertragungsbeziehungen entdeckt und untersucht werden.

Zum Trauma

In ihrem Beitrag „Psychotherapie von Folteropfern" (Bühring in Ahrens 1997) schlägt Brigitta Bühring folgende Definition von Trauma vor:

> Ein Trauma ist der in zerstörerischer Absicht herbeigeführte Zusammenbruch des Gleichgewichts des Selbst, der die Regulationsmechanismen vorübergehend außer Kraft setzt und in der Folge zunächst eine Homöostase auf labilerem Niveau erzwingt. Im Extremfall erfolgt ein Bruch im Identitätsgefühl.

Trauma wäre nicht nur der zugefügte Schmerz, sondern die zerstörerische Absicht unter extrem schwächenden und demütigenden Bedingungen. Allerdings kennen wir u.a. auch die traumatische (und traumatisierende) Erfahrung früher Trennungen, Deprivationen, inzestuöser Beziehungen, Mord und Selbstmord im nahen Beziehungsumfeld oft ohne zerstörerische Absicht, jedoch mit zerstörerischer Wirkung.

Zum posttraumatischen Stress-Syndrom

Dem Trauma selbst folgt eine Phase, in der das Trauma seine Bedeutung bekommt und – wie auch immer – integriert wird. Indikator können z.B. Alpträume sein, mehr als 6 Monate nach der Traumaeinwirkung.

Zum Konflikt

Das klassische psychoanalytische Konfliktmodell der Neurosen-Entstehung geht auf Freud zurück und ist triebdynamisch orientiert (Das Kind gerät mit seinen eigenen Bedürfnissen in einen Konflikt zu den Einstellungen und Haltungen seiner Bezugspersonen mit der Folge, dass das Kind sich anpasst oder sein Bedürfnis aufgibt oder mit Hilfe bestimmter Mechanismen abwehrt.). Es sind dann innerseelische und interaktionelle Konflikte – mit gegenseitiger Bedingung –, die nicht bewusst, jedoch dynamisch wirksam sind und psychotherapeutisch bearbeitet werden können, indem auch die Affektivität dieses Konfliktmaterials wieder belebt wird. Der unbewusste Konflikt kann seinen Ursprung zum einen in einem unbewältigten Anspruch eigener gegensätzlicher innerseelischer Vorgänge haben, zum andern kann ein ursprünglich interaktioneller Beziehungskonflikt über Abwehrvorgänge internalisiert werden. In jedem Fall ist der Konflikt dem Individuum bewusst nicht zugänglich.

Zum Defekt

Die Beobachtung, dass Deutungen therapeutisch unwirksam sein können, ja sich sogar störend auf den therapeutischen Prozess auswirken
können, geht auf Balint zurück, der den Begriff der *Grundstörung* ein-
führte und mit ihr eine Mangelkrankheit beschrieb, die seit Winnicott
Frühstörung genannt wird. Ihr liegt kein unbewusster affektiv besetz-
ter Konflikt zugrunde, sondern ein Defizit, vergleichbar einer offenen
oder schlecht verheilten Wunde bzw. Narbe, etwa wenn einem Kind sein
Grundbedürfnis nach primärer Liebe nicht erfüllt wurde.

Für das therapeutische Setting und damit die Gesprächsführung
gilt, die Regression auf diese Ebene zuzulassen, nicht zu deuten,
sondern zu verstehen, was in dem Patienten vor sich geht, und dieses beschreibend dem Patienten zu spiegeln und ihm so Verstehen
zu vermitteln.

Zur Deutung

Als Deutungen zu verstehen sind Interpretationen, deren Ziel Einsicht und dynamische Veränderungen des Übertragungsverlaufes
sind. Veränderungen des Übertragungsverlaufs haben strukturelle
Veränderungen der verinnerlichten unbewussten Konflikte und
deren unbewusster Abwehr zur Folge. Gedeutet wird jeweils das,
was affektiv dominant ist, und sich sprachlich, durch Verhalten und
in der Gegenübertragungs-Wahrnehmung erkennen lässt.

Im Falle defizitärer Entwicklungen sind Deutungen fehl am
Platze, hier greift das Klarifizieren.

Zum Klarifizieren

Gegenüber dem Deuten, das das Übertragungsgeschehen interpre-
tiert und die Bearbeitung und Lockerung oder Auflösung des
unbewussten Konflikts zum Ziel hat, geht es in Fällen defizitärer
Struktur im Bezug auf beispielsweise überwältigende Gefühle um
Benennung solcher Affekte mit dem Ziel der Wiederherstellung
von Sinnzusammenhängen und der Förderung von Wahrheit.

Zum Arbeitsbündnis

Dieser Begriff wird unterschiedlich definiert, beinhaltet aber im Wesentlichen die Flexibilität, das Spannungsfeld von therapeutisch wirksamer Regression und Realitätsebene auszuhalten und die Mitarbeit auch in Zeiten heftiger Turbulenzen und Frustrationen im übertragungsbedingten Erleben aufrechtzuerhalten.

Zu den Rahmenbedingungen

Der Arzt muss in Bezug auf den Patienten *klar* sein. Es müssen klare Aussagen über Termine, Kosten, Gutachtenanträge, Ausfall-honorar getroffen werden.

Keine Versprechungen, keine Garantien, keine die Person des Arztes betreffenden privaten Informationen (so genannte Abstinenz). Arzt und Patient sind den Rahmenbedingungen verpflichtet.

Zur Diagnose

Im Gespräch eröffnen sich in der Regel die Persönlichkeitsstruktur bzw. strukturellen Merkmale des Patienten (depressiv, zwanghaft, hysterisch, schizoid, narzisstisch) und seine bevorzugten Abwehr-mechanismen (Funktionen des Ich, Angst zu mildern, abzuweisen oder sich zu ersparen) sowie das Ausmaß seines Leidensdrucks und seine Motivation zur Therapie. Auch schwere Störungen (Psychosen und Borderline-Störungen) werden im Gespräch erkennbar, und die Indikation zur Psychotherapie kann gestellt werden. Der Behandlungsplan wird auf der Basis der Gesamt-Diagnose (Schwere der Störung, Struktur, Leidensdruck, Motivation zur Therapie, erkennbare Ressourcen) erstellt.

„Psychodynamische Diagnostik" fragt nach Kriterien
auf 5 Ebenen
1. Das Krankheitserleben des Patienten
2. der Konflikt (intrapsychisch, unbewusst)

3. die Beziehung (Gestaltung zum Therapeuten – in seinem gegenwärtigen Umfeld – Beziehungen in der Geschichte)
4. die Struktur (und damit der Verarbeitungsmodus des Patienten)
5. das Syndrom („ganzheitliche Diagnose": Nicht das Symptom ist die Krankheit.)

Zu 1.: Das Krankheitserleben umfasst gleichermaßen kognitive wie emotionale Prozesse, d.h. auch unterschiedliche Grade von Einsichtsfähigkeit für somato-psychische Zusammenhänge, Art und Schwere körperlicher und psychischer Leiden, Beschwerden, Behinderungen und den Leidensdruck, sowie die Motivation zur Psychotherapie. Zum Krankheitserleben gehören auch die persönliche Bewertung und die auch unbewusste persönliche bisherige Verarbeitung und das Einwirken und Erleben des Beziehungsumfeldes.
Dieses alles mitgeteilt zu bekommen, bedingt außer der Klärung auch die Möglichkeit der Teilnahme und Teilhabe. Das dem Arzt Mitgeteilte ist affektiv beziehungsschaffend wirksam.

Zu 2.: Der Konflikt ist dem Patienten nicht bewusst, er kann vom Arzt in der Schilderung des Krankheitserlebens, der Lebensgeschichte des Patienten und in der Übertragungs-Gegenübertragungs-Klärung als das unlösbare Dilemma, die Sackgasse des Patienten entschlüsselt werden. Konflikte – also das Zusammenstoßen von unvereinbaren Gegensätzen – sind innerseelisch und können interaktionell wirksam werden, etwa wenn der Wunsch nach totaler Versorgung und eine ebenso totale Unabhängigkeits-Autarkie-Bestrebung auf eine Person gerichtet werden. In der tiefenpsychologischen Bearbeitung geht es um die Lösung des unbewussten Konfliktes.

Zu 3.: Die Beziehung ereignet sich und kann gestaltet werden. Die mannigfachen Ebenen enthalten affektiv besetzte Elemente früherer Erfahrungen und damit Aspekte der Hoffnung auf Akzeptanz und der Furcht vor Ablehnung und die daraus evtl. resultierende feindselige Einstellung, Beziehungswünsche und Beziehungsängste. Die bipolaren Dimensionen z.B. der Nähe-Distanz-Regulierung bestimmen die Beziehungsgestaltung, die ihrerseits verstehenden Einblick in das unbewusst Konflikthafte zulässt.

Zu 4.:   Die Struktur. Wie fühlen Menschen, welches sind charakteristische, charakterliche Merkmale, welchen Verarbeitungsmodus bevorzugen sie? Auf Freud geht das topographische Strukturmodell zurück mit dem Zusammenspiel von Ich, Es und Überich. Die typologische Beschreibung der Neurosenstruktur finden wir in den Begriffen von schizoid, depressiv, zwanghaft, hysterisch und fragen nach den entsprechenden Fixierungen in der Entwicklungsgeschichte, den nicht gelösten unbewussten Konflikten und den Abwehrmechanismen, mit denen die Bewusstwerdung verhindert wird. Und wir fragen nach der Schwere der Störung und nach der Ich-Stärke oder eben Ich-Schwäche (mit reiferen oder „primitiven" Abwehrmechanismen).

Zu 5.:   Das Syndrom umfasst außer der Symptomatik auch die Elemente von 1. bis 4., die sich im Gespräch, in der therapeutischen Beziehung erschließen.

1.4 Leitlinien für das psychotherapeutische Gespräch

Offene Fragen zu stellen, hat einen unschätzbaren diagnostischen und gleichzeitig therapieorientierten Wert. Offene Fragen gestellt zu bekommen, veranlasst den Patienten, etwas von sich, aus sich heraus zu sagen. Damit erfährt der Therapeut oft etwas unvermutet Neues, das den therapeutischen Weg beeinflusst. Nicht das dem theoretischen, allgemeinen Wissen entnommene Beurteilungsraster des Therapeuten entscheidet den förderlichen emanzipatorischen Prozess, sondern die Möglichkeit für den Patienten, zu seinem inneren Erleben zu finden und dann zu seiner Sprache.

Generelle Leitlinien für das Gespräch in der Psychotherapie

In Lehrbüchern zu Psychotherapie und Psychosomatik werden nahezu einhellig folgende Kriterien aufgeführt:
- Günstig und förderlich im Sinne des Arbeitsbündnisses ist, wenn der Arzt das Gespräch mit einer allgemein gehaltenen Frage eröffnet (im Erstgespräch z.B.: „Was führt Sie zu mir?").

- Förderlich sind mehr offene als geschlossene Fragen.
- Es ist wichtig, sich nicht durch einseitige Symptomorientierung verleiten zu lassen.
- Günstig ist, erst zuzuhören, bevor Fragen gestellt werden (Geduld).
- Fachausdrücke, Schlagwörter, insbesondere Wertungen sollten vermieden werden.
- Eine Tendenz zum Monologisieren sollte in ein Gespräch überführt werden.
- Günstig wirkt die Ruhe und Sicherheit vermittelnde Person des Untersuchers. (Das bedeutet auch: Ausschluss von Störungen durch Telefon und Praxispersonal.)
- Die im Gespräch auftretenden Gefühlsregungen sollten beachtet werden – beim Patienten einerseits und beim Therapeuten (als Gegenübertragung) andererseits.
- Es empfiehlt sich, sich Zeit zu lassen für das Auftreten von Gefühlen des Patienten – behutsames Nachfragen und Bestätigen. (Der Patient spürt, dass der Arzt versteht oder verstehen will.)
- Strukturieren aber nicht einengen: Fragen nach dem Verständnis, eventuell wichtige Punkte noch einmal zusammenfassen.

Unter geschlossenen Fragen ist zu verstehen, dass der Patient nur mit „Ja" oder „Nein" antworten kann, oder die Wahl lediglich zwischen zwei Möglichkeiten sieht. Offene Fragen dagegen lassen Antworten in Bandbreiten mit individuellen Zwischentönen zu und zielen auf Wahrnehmung und Innenschau.

Ähnliche Leitlinien kennen wir aus der so genannten Klassischen Psychotherapie:

Gesprächsführungsregeln aus der so genannten
„Klassischen Psychotherapie"

1. Zuhören, aufmerksam und neutral-wohlwollend. Sprechen lassen, nicht unterbrechen. Unterbrechen aber doch im Falle von Redeschwall, bei langem Schweigen vorsichtiges Ansprechen, Aufgreifen, evtl. erraten, wo der Patient „steht".
2. Selbst kein Thema einführen, das der Patient nicht schon angesprochen hat, mit der Tendenz der Erweiterung und Entfaltung für die Themen; nach Beispielen fragen.

3. Auf Themen zurückkommen, von denen der Patient (möglichst in der betreffenden Gesprächsstunde) gesprochen hat.
   - Dabei evtl. Bezug zur Vergangenheit herstellen. Auf jenes Thema zurückkommen, das relativ affektgeladen war oder hätte sein müssen (Wahrnehmung: Der Affekt fehlt.).
   - Auf jenes Thema zurückkommen, in dem sich innere oder äußere Konflikte des Patienten andeuten.
   - Wenn sich der Affekt ohne realen Anlass auf die Person des Therapeuten bezieht, nach Anlässen für solchen Affekt in der Vergangenheit und der Alltagswirklichkeit suchen (Als Übertragung verstehen – nicht von Übertragung sprechen: Der Patient könnte sich u.U. nicht ernst genommen fühlen.).
4. Die objektiven Lebensdaten und -umstände nicht drängend, nicht Vollständigkeit heischend, sondern entsprechend den „Leitlinien" erfragen.
5. Das Gespräch durch Bemerkungen, Kommentare, Fragen, Benennung von Motiven, Affekten, Konflikten in Gang halten.
6. Begleitend prüfendes, eigenes Denken: Innere Zusammenhänge, was wünscht der Patient bewusst – unbewusst, was ängstigt ihn, was fürchtet er, was ärgert ihn, mit welchen Personen setzt er sich auseinander?
7. Es kann sich als nützlich erweisen, die anfänglich erörterten Therapie-Ziele erneut zu erörtern, es könnten sich mittlerweile u.U. andere als sinnvoll ergeben.
8. Störungen haben Vorrang.

Weiterführende Literatur

Blanck, G. & Blanck, R. (1994). *Ich-Psychologie* (II). Stuttgart: Klett-Cotta.
Blanck, G. & Blanck, R. (1989). *Jenseits der Ich-Psychologie.* Stuttgart: Klett-Cotta.
Freud, S. (1952). *Gesammelte Werke* (1. Aufl.). Frankfurt a. Main: S. Fischer.
Greenson, R. R. (1992). *Technik und Praxis der Psychoanalyse.* Stuttgart: Klett-Cotta.
Heigl-Evers, A., Heigl, F. S., Ott, J. & Rüger, U. (1997). *Lehrbuch der Psychotherapie.* Stuttgart: G. Fischer.
Hoffmann, S. O. & Hochapfel, G. (1999). *Neurosenlehre, Psychotherapeutische und Psychosomatische Medizin* (5. Aufl.). Stuttgart: Schattauer.

Hoffmann, S. O. (Hrsg.) (1983). *Deutung und Beziehung.* Frankfurt a. Main: Fischer.

Kapfhammer, H.-P. (1995). *Entwicklung der Emotionalität.* Berlin: Kohlhammer.

Kernberg, O. F. (1992). *Objekt-Beziehungen und Praxis der Psychoanalyse.* Stuttgart: Klett-Cotta.

König, K. (1995). *Widerstandsanalyse.* Göttingen: Vandenhoeck u. Ruprecht.

Kohut, H. (1993). *Die Heilung des Selbst.* Frankfurt a. Main: Suhrkamp.

Lang, H. (Hrsg.) (1994). *Wirkfaktoren der Psychotherapie.* Würzburg: Königshausen u. Neumann.

Loch, W. (Hrsg.) (1989). *Die Krankheitslehre der Psychoanalyse.* Stuttgart: S. Hirzel.

Luborsky, L. (1995). *Einführung in die analytische Psychotherapie.* Göttingen: Vandenhoeck u. Ruprecht.

Mertens, W. (1992/1993). *Einführung in die psychoanalytische Therapie* (I, II, III). Stuttgart: Kohlhammer.

Mertens, W. (1995). *Psychoanalytische Grundbegriffe. Ein Kompendium.* Weinheim: Psychologie Verlagsunion.

Müller-Pozzi, H. (1995). *Psychoanalytisches Denken.* Bern: Hans Huber.

Reik, T. (1976). *Hören mit dem dritten Ohr. Die innere Erfahrung eines Psychoanalytikers.* Hamburg: Hoffmann u. Campe.

Reimer, C., Eckert, J., Hautzinger, M. & Wilke, E. (1996). *Psychotherapie.* Berlin: Springer.

Seidler, H. (1995). *Der Blick des Anderen.* Stuttgart: Internationale Psychoanalyse.

Thomä, H. & Kächele, H. (1996/1997). *Lehrbuch der psychoanalytischen Therapie* (I, II, 2. Aufl.). Berlin: Springer.

2 Erstinterview und tiefenpsychologische Anamnese

P. Müller

2.1 Einführung

Mit *Erstinterview* ist ein informatives und diagnostisches Gespräch gemeint. In ihm kann der Patient sich einerseits mit seinen Anliegen, seinem Leiden und seinem Wunsch nach Hilfe artikulieren und andererseits den Therapeuten etwas kennen lernen. Der Therapeut kann sich einen ersten Eindruck vom Patienten verschaffen, von seinen
- aktuellen Symptomen,
- Persönlichkeitszügen,
- zwischenmenschlichen Beziehungsmöglichkeiten.

Neben sachlichen Informationen über Symptome und deren Dauer und Zusammenhang mit der jetzigen Lebenskonstellation ist im Erstinterview auch ein erster Eindruck möglich, wie Patient und Therapeut miteinander umgehen, ob sie eventuell miteinander arbeiten können.

In der *tiefenpsychologischen Anamnese* wird die aktuelle Information vertieft in Richtung auf die lebensgeschichtliche Entwicklung, frühe Objektbeziehungen, Schwere der Störung, Art der Persönlichkeitsreifung, Introspektions- und Entwicklungsmöglichkeiten durch Psychotherapie.

Anschließend führen Erstinterview und tiefenpsychologische Anamnese zur Diagnostik und Prognostik und zur Auswahl des therapeutischen Vorgehens.

Fallbeispiel 1: Freud in den Bergen

Hier soll das bekannte Beispiel von Freud zum Erstgespräch mit
„Katharina ..." (Gesammelte Werke I, 1895, S. 184 ff.) auszugsweise
wiedergegeben werden, weil es eine sehr instruktive Darstellung
ist, die auch von Argelander (1970) kommentiert und in das Lehrbuch von Heigl-Evers et al. (1997) übernommen wurde.

Freud befand sich auf einer Gebirgswanderung, kehrte in eine
Hütte ein und wurde dort von der Tochter der Wirtin angesprochen, nachdem diese erfahren hatte, dass er Arzt war.

Gespräch

Freud (F.): „An was leiden Sie denn?"

Katharina (K.): „Ich hab so Atemnot, nicht immer, aber
manchmal packts mich so, dass ich glaube, ich erstick."

F.: „Setzen Sie sich her. Beschreiben Sie mirs, wie ist denn
so ein Zustand von „Atemnot?"

K.: „Es kommt plötzlich über mich. Dann legts sich zuerst
wie ein Druck auf meine Augen, der Kopf wird so schwer
und sausen tuts, nicht auszuhalten und schwindlig bin
ich, dass ich glaub, ich fall um, und dann pressts mir die
Brust zusammen, dass ich kein' Atem krieg."

F.: „Und im Halse spüren Sie nichts?"

K.: „Den Hals schnürts mir zusammen, als ob ich ersticken
sollt!"

F.: „Und tut es sonst noch was im Kopfe?"

K.: „Ja, hämmern tut es zum Zerspringen."

F.: „Ja, und fürchten Sie sich gar nicht dabei?"

K.: „Ich glaub immer, jetzt muss ich sterben, und ich bin
sonst couragiert, ich geh überall allein hin, in den Keller
und hinunter über den ganzen Berg, aber wenn so ein

Tag ist, an dem ich das hab, dann trau ich mich nirgends hin, ich glaub immer, es steht jemand hinter mir und packt mich plötzlich!"

F.: „Denken Sie was, immer dasselbe, oder sehen Sie was vor sich, wenn Sie den Anfall haben?"

K.: „Ja, so ein grausliges Gesicht sehe ich immer dabei, das mich so schrecklich anschaut, vor dem fürcht ich mich dann."

F.: „Erkennen Sie das Gesicht, ich mein´ ist das ein Gesicht, was Sie einmal wirklich gesehen haben?"

K.: „Nein." ...

F.: „Wann haben Sie die (Anfälle) denn zuerst bekommen?"

K.: „Zuerst vor zwei Jahren, wie ich noch mit der Tant´ auf dem andern Berg war, sie hat dort früher das Schutzhaus gehabt, jetzt sind wir seit eineinhalb Jahren hier, aber es kommt immer wieder."

F.: „Wenn Sies nicht wissen, will ich ihnen sagen, wovon ich denke, dass Sie ihre Anfälle bekommen haben. Sie haben einmal, damals vor zwei Jahren, etwas gesehen oder gehört, was Sie sehr geniert hat, was Sie lieber nicht möchten gesehen haben."

K.: „Jesses, ja, ich hab ja den Onkel bei dem Mädel erwischt, bei der Franziska, meiner Cousine."

F.: „Was ist das für eine Geschichte mit dem Mädel? Wollen Sie mir die nicht erzählen?"

K.: „Ich bin gleich weg vom Fenster, hab mich an die Mauer angelehnt, hab die Atemnot bekommen, die ich seitdem hab, die Sinne sind mir vergangen, die Augen hat es mir zugedrückt und im Kopf hat es gehämmert und gebraust."

F.: „Fräulein Katharina, wenn Sie sich jetzt erinnern könnten, was damals in Ihnen vorgegangen ist, wie Sie den ersten Anfall bekommen haben, was Sie sich dabei gedacht haben, dann wäre Ihnen geholfen."

K.: „Ja, wenn ich könnt, ich bin aber so erschrocken gewesen, dass ich alles vergessen hab."

Es kommt zu einem weiteren Gespräch über die Vorgeschichte, K. erzählt, wie durch die Entdeckung der Beziehung des „Onkels" (in Wirklichkeit des Vaters) zur Cousine und deren Aufdeckung gegenüber der Mutter die Scheidung der Eltern ausgelöst wurde, wie früher auch Vater eine sexuelle Annäherung ihr selbst gegenüber versuchte. Dabei erinnerte Katharina dann plötzlich, dass das Gesicht, das sie im Angstanfall sieht, dem Kopf des Vaters ähnlich ist. Es folgt ein Gespräch darüber, dass Vater ihr die Schuld an der Scheidung zuschob, dass sie öfter sein wutverzerrtes Gesicht gesehen habe. Dann verwandelte sich ihr Gesicht, das vorher leidende Gesicht belebte sich, die Augen sahen frischer aus, sie erschien erleichtert.

Kommentar zum Fallbeispiel 1

Freud ging bei diesem Gespräch von der aktuellen Symptomatik aus, ließ sich diese beschreiben und fragte dann nach Erlebnissen unmittelbar vor Beginn der Symptomatik. Im weiteren Gespräch wurde eine inzestuöse Problematik deutlich, danach lockerte sich die Amnesie, Erinnerungen kehrten wieder, der gedrückte und leidende Affekt lockerte sich auf, die Zusammenhänge der Symptomatik mit zugrunde liegenden Konflikten konnten gedeutet werden, wonach die Patientin kathartisch erleichtert erschien.

Fallbeispiel 2: Ehemann und Vater

Eine Kollegin aus einer süddeutschen Großstadt schilderte mir das folgende Erlebnis aus ihrem Bereitschaftsdienst: Der Pförtner der Klinik gab ihr einen Zettel mit einer Telefonnummer und der Nachricht, ein Professor Y habe angerufen, wollte die Dienst habende Oberärztin sprechen und bat um Rückruf. Sie tat das und erfuhr von Professor Y, dass es sich um seine Frau handele. Diese habe am Nachmittag einen „Kreislaufanfall" gehabt, Herzklopfen, Blutdruckschwankungen, beim sofortigen Aufsuchen der Notfallambulanz eines nahe gelegenen Allgemeinkrankenhauses sei aber kein krankhafter Befund erhoben worden. Man habe ihr ein Be-

ruhigungsmittel gegeben und sie nach Hause geschickt. Jetzt habe
seine Frau etwas geschlafen, beim Aufwachen sei aber ein ähnlicher
Zustand eingetreten, sodass man jetzt die Anregung der Notfall-
ärzte von vorhin, es könne sich auch um etwas Seelisches handeln,
gleich aufgreifen möchte und um ein Gespräch bitte. Man wohne
nicht weit und könne in einer halben Stunde da sein.

Die Ärztin stimmte zu, musste zwischendurch noch eine andere Konsiliaruntersuchung durchführen, kam etwas später und fand
dann in der Wartezone vor ihrem Zimmer zwei Personen vor.

Ein älterer Herr saß im Sessel, neben ihm ging eine deutlich jünger wirkende Frau etwas unruhig auf und ab. Die Ärztin bat beide
in ihr Untersuchungszimmer, wobei sich beide Personen als Ehepaar gleichen Namens vorstellten. Sie wandte sich dann zuerst an
die Patientin, die etwas vornübergebeugt im Sessel saß.

Gespräch

Ärztin (Ä.):   „Was macht Ihnen zu schaffen, was führt Sie
   hierher?"
Patientin (P.):   „Heute Nachmittag kam ganz plötzlich so
   eine Unruhe, ich hatte Herzklopfen und Angst, wusste
   nicht wovor, das kam aus heiterem Himmel."
Ä.: „Gab es in den Stunden oder Tagen vorher etwas Unge-
   wöhnliches, eine Belastung?"
P.: „Nein, eher nicht, eher im Gegenteil. Mein Mann war vor
   zwei Monaten krank gewesen, es ging ihm jetzt seit vier
   Wochen wieder sehr gut, wir hatten am Nachmittag
   einen Spaziergang gemacht und einen Tee getrunken,
   eine Belastung gab es jetzt nicht ... In den letzten zwei
   Monaten hatte ich viel zu tun, musste auch im Beruf viel
   arbeiten, das hatte sich aber gerade in der letzten Woche
   und in den letzten Tagen vermindert."
*Es folgte ein Gespräch über die berufliche Tätigkeit der Pati-
entin. Sie ist 60 Jahre alt, wirkte deutlich jünger und mädchenhaft, schilderte ihre Berufstätigkeit als Richterin mit*

relativ freier Zeiteinteilung, aber manchmal hohen Anforderungen. Auf Nachfrage berichtete der Ehemann, dass er Jura-Professor gewesen sei, jetzt emeritiert. Auf Nachfrage: Er sei 75 Jahre alt und jetzt wieder ganz gesund.

Ä. (zur Patientin gewandt):   „Ich würde jetzt gern einen Moment mit Ihnen allein sprechen."

An den Mann gewandt bat sie ihn, im Vorzimmer nebenan zu warten.

Ä.: „Vielleicht gab es doch etwas, über das Sie sich in letzter Zeit Sorgen machten?"

P.: „Mein Mann war vor zwei Monaten schwer krank, hatte eine Lungenentzündung, lag im Krankenhaus."

Ä.: „Hat Sie das sehr belastet, über die Maßen?"

P.: „Doch, manchmal dachte ich, ob er das wohl durchhält ..."
Die Patientin senkt den Kopf, verstummt, scheint affektiv berührt zu sein.

Ä.: „Hatten Sie Angst, dass er sterben könnte?"

P.: „Ja, der Gedanke hat mir furchtbar Angst gemacht."

Ä.: „Gab es so einen ähnlichen Zustand wie heute Nachmittag nicht doch früher schon einmal, vielleicht auch vor längerer Zeit?"

P.: „Ja, jetzt fällt es mir wieder ein, vor 15 Jahren, 1983."

Ä.: „Was war damals?"

P. (stockend):   „Da war Vater schwer krank."
Längere Pause.

Ä.: „Lebt Ihr Vater noch?"

P.: „Nein, der ist kurz darauf gestorben, er hatte ein Karzinom mit Lungenmetastasen."

Ä.: „Wie war Ihre Beziehung zu Ihrem Vater?"

P. (hebt den Kopf, wird im Gegensatz zu vorher ganz wach, richtet sich auf, lächelt):   „Wir hatten eine sehr gute Beziehung, Vater war ein wunderbarer Mensch, mit ihm konnte ich öfter wortlos spazieren gehen, hatte das Gefühl, bei ihm geborgen zu sein. Sein Tod hat mir lange zu schaffen gemacht."

Ä.: „Lebt Ihre Mutter noch?"

P.: „Nein, sie ist 8 Jahre später an Herzschwäche gestorben.“
Ä.: „Wie war Ihre Beziehung zu Ihrer Mutter?“
P.: „Wir kamen gut miteinander aus.“
Es folgt eine Gesprächspause, in der keine weiteren Mitteilungen von der jetzt wieder ernsten Patientin kamen.
Ä.: „Hat Ihr Gatte auch väterliche Züge?“
P.: „Ja sehr, wir verstehen uns gut, bei ihm bin ich gut aufgehoben, er ist immer ausgeglichen und sehr verlässlich, an ihm habe ich Halt, unsere Beziehung ist immer gut gewesen.“
Ä.: „Da könnte es vielleicht sein, dass Ihnen die Lungenentzündung Ihres Gatten sehr große Angst machte und Sie an den nachfolgenden Tod Ihres Vaters erinnerte?“
P.: „Ja, da kann es Zusammenhänge geben, ich hatte den Angstzustand vor 15 Jahren und den Zusammenhang ganz vergessen.“
Es folgt noch ein kurzes Gespräch über die Parallelen, über die Konstellation in der Ehe. Es kann angeschnitten werden, dass die Patientin offensichtlich zur Mutter keine ganz so gute Beziehung hatte, zum Vater eine deutlich bessere. Die Ärztin gab ihr als Reserve drei Tabletten eines Anxiolytikums mit und verabredete ein weiteres Gespräch zwei Tage später, in dem überlegt werden sollte, ob eine ambulante Kurzpsychotherapie sinnvoll und notwendig sein könnte.
Abschließend wurde der Ehemann wieder dazugebeten, die Todesangst der Patientin vorläufig noch nicht besprochen, die Diagnose wurde als „Angst-Panik-Attacke“ bezeichnet.

Kommentar zum Fallbeispiel 2

Die Anmeldesituation eines souverän und etwas dominant für seine Frau einen Termin einfordernden Ehemannes gab erste Hinweise auf die Rollenverteilung. Das Erscheinungsbild war dann bemerkenswert, die 60-jährige Patientin wirkte deutlich jünger, mehr noch als dem Altersunterschied entsprach, mädchenhaft, etwas schüchtern. Der Ehemann wirkte sehr ausgeglichen und nicht geängstigt. Parallelen zu einer Vater-Tochter-Beziehung boten sich an und konnten schon im Erstgespräch mit der intelligenten und introspektionsfähigen Patientin angesprochen werden. Offensichtlich hatte sich bei ihr die Befürchtung eingestellt, dass sie jetzt auch ihren vaterähnlichen Ehemann verlieren könnte. Gleichzeitig deutete sich durch eine nur kurze Äußerung und ernste Mimik ohne Blickkontakt an, dass die Beziehung zur Mutter problematisch war. Das wurde erst später vertieft. In der späteren Therapie wurden auch Ambivalenzen gegenüber der Beziehung zu Vater und Ehemann deutlich, die aber eingangs noch nicht thematisiert werden sollten. Fragen wurden sehr zurückhaltend und möglichst offen gestellt, nachdem die Patientin aber gut darauf eingehen konnte, war auch im relativ kurzen Erstinterview eine erste Deutung möglich. Sie konnte aufgegriffen und in einer anschließenden Kurztherapie verbreitert werden.

Fallbeispiel 3: Kompromiss bei „fesselnder" Loyalität

Ein 38-jähriger Mann kommt wegen verschiedener körperlicher Beschwerden, für die sich kein organisches Korrelat finden ließ, zum Erstgespräch.

Gespräch

Therapeutin (T.): „Weshalb kommen Sie zu mir?"
Patient (P.): „Ich weiß nicht recht, wie ich anfangen soll."
T.: „Erzählen Sie mir, was Ihnen gerade durch den Kopf geht."
P.: „Ich habe verschiedene körperliche Beschwerden. Ich war bei vielen Ärzten, habe das untersuchen lassen, es sind mehrere Untersuchungen durchgeführt worden wegen Nierenfunktion, die Leber wurde untersucht, alles Mögliche, es wurde aber nichts gefunden. – Neulich war ich in Düsseldorf in einer Picasso-Ausstellung. Anlässlich

eines Kinderbildes mit Eltern, die abseits stehen, das
Kind aber mit Wohlwollen betrachten, sind mir die Tränen gekommen."

T.: „Mögen Sie mir etwas von Ihrer Familie erzählen?"

P.: „Meine Mutter wollte, dass ich Theologie studiere. In der
Familie gab es einen Pfarrer und einen Theologie-Pro-
fessor. Mutter meinte, das würde gut zu mir passen."

T.: „Wollten Sie das auch?"

P.: „Ich wäre gerne Kirchenmusiker geworden. Aber eine
Hand war kaputt, da konnte ich das nicht mehr."

T.: „Was wollten Sie?"

P.: „Ich wäre gern Architekt geworden, aber Mutter hat mich
dann doch dazu überredet, Theologie zu studieren. Das
habe ich dann auch begonnen. Ich sollte mich auch ver-
loben mit der damaligen Freundin, das habe ich dann
auch gemacht."

*Aus dem weiteren Gespräch ging dann hervor, dass er später
einen Mann kennen gelernt habe und mit diesem auch zu-
sammengezogen sei. Die Familie habe dazu gesagt, mit solchen homosexuellen Neigungen ginge es auch wieder vorbei
wie mit einem Schnupfen, er solle doch seine Verlobte heiraten. Er sei dann auch mit der in Urlaub gefahren. Seine Beziehung zu dem Mann sei aber in der Kirche bekannt geworden, er sei zum theologischen Gespräch gebeten worden,
wobei man ihm gesagt habe, mit dieser Neigung könne er
nicht Theologe werden.*

P.: „Da war ich sehr befreit, habe das Studium dann abgebrochen. Ich wusste dann aber nicht weiter, habe in meinem Leben immer nur Schwierigkeiten gesehen, bin auf
der Autobahn schnell gefahren und habe die Pfeiler angesehen und überlegt, ob ich dagegen fahren soll."

T.: „Sie haben sich aber für das Leben entschieden ..."

P.: „Ich habe ja eine Neigung zu schönen Dingen, Gebäuden,
Ausstattung, da habe ich schließlich eine Anstellung in
einem Einrichtungshaus angenommen und war froh darüber, dass ich das bekommen konnte. Ich habe dann auch

ausgesucht geschmackvolle Kleidung getragen und ge-
merkt, dass ich dann gut behandelt werde. Ich koche
auch gern und habe mir dann das Leben schön gemacht."
T.: „Mögen Sie mir etwas aus Ihrer Familie erzählen?"
*Daraufhin berichtete der Patient von sich aus im Zusammen-
hang ausführlich darüber, dass die Eltern aus guten sozialen
Verhältnissen stammen, dass äußeres Ansehen immer wichtig war, dass seine Mutter ihn und den später geborenen Bruder schön kleidete, Besuchern Tee auf einem Silbertablett ser-
vierte. Der Vater habe aber Freundinnen gehabt, sei nie zu
Hause gewesen. Dem Patienten wurde vermittelt, dass ein
angesehener Beruf, äußere Erscheinung und soziale Anerkennung wichtig seien.*
*Im weiteren Gespräch wurde dann deutlich, dass der Patient
gegen diese Erwartung insbesondere von seiner Mutter durch
eine homosexuelle Neigung und den dadurch provozierten Abbruch des nicht gewünschten Theologie-Studiums protestierte.
Da sein Vater aber früher oft nicht anwesend war, gab es, so
wurde weiter deutlich, Loyalitätskonflikte, da sich Mutter ja
als einzige Person wirklich kümmerte, wenn auch mit sehr
bestimmten Forderungen. In diesem Konflikt zwischen Ge-
folgschaft einerseits und Bemühung, aus dieser Erwartung
auszuscheren, andererseits, entwickelte der Patient verschiedene psychosomatische Beschwerden.*
*Beim Anblick des Picasso-Bildes kam aber die Sehnsucht nach
einer behütenden elterlichen Familie wieder deutlich in sein
Bewusstsein.*
T.: „Hat der Bruder denn wenigstens Mutters Erwartungen
    erfüllt?"
P. (mit etwas Schmunzeln):   „Der hat die Schule gar nicht erst
    geschafft, ist dann drogenabhängig geworden. Da habe ich
    eigentlich einen besseren Kompromiss hingekriegt."

Das weitere Gespräch drehte sich dann darum, was er an mütterlichen Normen gerne übernehmen möchte und wo er eigene Möglichkeiten, aber auch Hindernisse sieht.

Erst in späteren Stunden, im Rahmen einer tiefenpsychologischen Probetherapie, wurde die Beziehung zur Mutter und die Enttäuschung über den Vater weiter vertieft. Der Patient erinnert dann Empfehlungen von Mutter, zwar formal zu heiraten, nebenbei aber eine heimliche Beziehung zu einem Mann beizubehalten. Der Patient könnte sich damit aber nicht wohlfühlen, weiß aber noch keinen eigenen Weg, spürt dann, dass er doch noch eng an seine Mutter und deren Erwartungen gebunden ist.

Kommentar zum Fallbeispiel 3

Hier handelt es sich um einen introspektionsfähigen Patienten, der nach vergeblicher Diagnostik auf verschiedenen ärztlichen Gebieten schon selbst an einen psychogenen Konflikt dachte und deshalb von sich aus die Psychotherapeutin aufsuchte. Schon im Erstgespräch war die Ambivalenz bezüglich mütterlicher Beziehung deutlich geworden, auch in der Beziehung zum anderen Geschlecht. Wohl habe Mutter eine Beziehung zu einer Frau empfohlen, er habe dann aber immer daran denken müssen, wie Mutter sich früher abfällig gegenüber den Beziehungen des Vaters geäußert habe. Die Homosexualität stellt damit für ihn einen ersten Kompromiss dar. Auch bezüglich der beruflichen Überlegung fand sich diese Kompromissbildung, indem er den gewünschten „sozial reputierlichen" Beruf des Theologen doch nicht wollte, im selbstgewählten Beruf aber Muster mütterlichen Verhaltens übernahm. Hier fanden sich mehrere konflikthafte Ebenen mit bisher unbefriedigender Kompromissbildung, sodass eine tiefenpsychologische Psychotherapie über 80 Stunden erforderlich wurde.

2.3 Theoretischer Hintergrund

In Erstinterview und tiefenpsychologischer Anamnese wollen wir folgende Informationen gewinnen:
- aktuelle Konflikte,
- zugrunde liegende neurotische Konflikte.

Deshalb ist an die Definition von Neurosen zu erinnern:

Neurosen (und aktuelle psychoreaktive Konflikte vor dem Hintergrund bisher kompensierter d.h. symptomarmer neurotischer Entwicklungen) sind Erkrankungen mit psychischer und/oder körperlicher Störung. Sie gehen zurück auf unzureichende Verarbeitungsversuche (Kompromissbildung) länger anhaltender, unbewußter innerseelischer Konflikte (Versuchung und Versagung) und Frustrationen und Traumen. Diese stammen meist aus der Kindheit und sind heute verschoben in gegenwärtige Beziehungen und Situationen.

Ausgangspunkt der Diagnostik ist deshalb sinnvollerweise (weil vom Patienten so erlebt) die aktuelle Symptomatik, der Anlass und die derzeitige Konstellation, die dazu führten, gerade *jetzt* einen Psychotherapeuten aufzusuchen.

Denn die Hypothese ist: Die jetzige Symptomatik ist deshalb *subjektiv* so schwer wiegend, weil sich ein wesentlicher und schon länger bestehender Konflikt wiederholt, affektiv sehr belastend ist und „in dieselbe Kerbe haut". Meistens handelt es sich dabei um ältere Konflikte mit frühen wichtigen Bezugspersonen (das sind in unserem Kulturkreis meistens die Eltern), die jetzt in anderer Gestalt wiederkehren, mit anderen Personen (aber ähnlichen Beziehungsmustern) reaktualisiert werden.

Erstinterview und tiefenpsychologische Anamnese sind anders zu führen bzw. zu erheben als eine somatische Untersuchung und Anamnese. Nicht aktuelle Fakten und Befunde sind wichtig, sondern die dahinterstehenden zwischenmenschlichen Konflikte und Beziehungsmuster, wiederholende ungelöste problematische Konstellationen. Das können auch alte Wünsche, Befürchtungen, Ideale sein, introjizierte Anteile aus der Beziehung zu früher wichtigen Personen.

Deshalb: nicht nur Fakten erfragen, sondern zwischenmenschliche Beziehungskonflikte.

Wichtig ist, was dem Patienten wichtig ist, auch wenn der Untersucher selbst und für sich die Anlässe eventuell „eigentlich" als unbedeutend ansieht.

Im Erstinterview geht es schlaglichtartig um
- objektive Informationen (Symptome und konkrete Anlässe),

- subjektive Informationen (Welche subjektive Bedeutung misst
  der Patient dieser Situation bei, insbesondere: Ist er affektiv berührt?),
- szenische Informationen (Wiederholt sich szenisch eventuell eine
  ältere Konstellation, wie geht der Patient mit dem Untersucher
  um? Usw.).

Relative Zurückhaltung des Untersuchers ist dabei günstig, weil
sich dann die Erinnerung und der dazugehörige Affekt besser entfalten können als wenn man wie beim Tischtennisspiel sofort reagiert, z.B. mit der nächsten Frage. Gelassenheit, Nachdenklichkeit,
Pausen lassen das Gefühl eher dazukommen.

In der tiefenpsychologischen Anamnese sollen dann in mehreren
Sitzungen die Informationen aus dem Erstinterview vertieft und ergänzt
werden. Hierbei hat der Untersucher gezielt und systematisch zu fragen,
um das Bild von der lebensgeschichtlichen Entwicklung des Patienten
zu vervollständigen, insbesondere wieder bezüglich zwischenmensch-
licher Beziehungen: Wie sind die Eltern miteinander umgegangen, wie
sind die Eltern mit ihren Kindern umgegangen, wie waren die Beziehungen der Eltern zu den Großeltern, welche Werte und Normen haben das Handeln und die Erziehungshaltung bestimmt? Dabei ist auch
auf Lücken zu achten: Was teilt der Patient nicht mit, welche Fragen um-
geht er mit knappen oder ablenkenden Antworten?

Bei der Anamnese ist man deshalb als Untersucher etwas aktiver als im Erstinterview und in der nachfolgenden Psychotherapie, muss sich aber dennoch zurücknehmen, auf Zwischentöne, auf
Gefühlsregungen beim Patienten und bei sich selbst im Rahmen
der Gegenübertragung achten.

Ziel der Diagnostik insbesondere im Erstinterview ist die Antwort auf folgende Fragen (nach Argenlander 1970):
- Welchen Sinnzusammenhang haben die Symptome mit den dahinter verborgenen Konflikten?
- In welche Persönlichkeitsstruktur ist das Krankheitsgeschehen
  eingebettet?
- Über welche therapierelevanten Fähigkeiten verfügt der Patient?
- Welche strukturspezifischen Widerstände sind bei einer Behandlung zu erwarten?

Dührssen (1990) nennt konkrete Ziele der Anamnese:
- Erhalt von grundlegenden Informationen mittels eines durch Fragen strukturierten Interviews.
- Ziel ist, ein differenziertes Bild von der biographischen und aktuellen Lebenssituation und von den neurotischen Symptomen des Patienten im Sinne eines Gesamtbildes (der Gegenwartskonflikt und seine Vorgeschichte) zu erhalten.
- Diese Form der Anamneseerhebung hat eine vorwiegend diagnostische Funktion, darüber hinaus aber auch eine psychodynamische, Hypothesen formulierende.
- Der Therapeut ist also relativ aktiv, indem er Fragen strukturiert, beachtet aber nicht nur die Art der Antworten aufmerksam, sondern auch das Verhalten, Emotionen und Kommunikation, also interpersonelle Aspekte, die sich während des Gesprächs oder der Gespräche ergeben.

2.4 Leitlinien des diagnostischen Gesprächs

Kontaktaufnahme und Erstgespräch

Art und Umstände des Erstkontaktes geben oft schon einige Hinweise auf die Störung und auf zu erwartende Interaktionen. Bemüht sich der Patient selbst um einen Termin und lässt schon die Notwendigkeit einer Therapie erkennen?

Stellt er sich als von anderen geschickt dar mit Zweifeln an der Therapienotwendigkeit („Mein Hausarzt sagt, ich soll nun auch mal zum Psychotherapeuten gehen.")?

P.: „Ich brauche ganz dringend sofort einen Termin!"
T.: „Dann kommen sie morgen um 11.00 Uhr."
P.: „Das geht nicht, vormittags muss ich ja arbeiten."
T.: „Wie wäre es dann am kommenden Freitag um 18.00 Uhr?"
P.: „So spät? Zum Wochenende wollte ich schon verreisen, und nächste Woche habe ich eine Woche Urlaub."

Hier zeigt sich wahrscheinlich schon früh eine erhebliche Ambivalenz gegenüber der gewünschten Therapie.

Im Erstkontakt ist folgendes Vorgehen sinnvoll:
- Von den aktuellen Symptomen, die der Patient mitteilt, ausgehen.
- Dann nach dem zeitlichen Beginn der Symptomatik oder einer Symptomverschlechterung fragen und die damaligen Lebensumstände explorieren.
- Nach weiteren Informationen zur Persönlichkeit ergeben sich dann erste Hypothesen zur intrapsychischen Dynamik: Handelt es sich um eine reale Aktualisierung eines früheren Konfliktes, um die Störung eines bisher leidlich stabilen neurotischen Lebensarrangements oder um eine chronische Symptomatik bei langer Konfliktspannung?

Diagnostische Schritte bei psychogenen Erkrankungen:

Symptom → Zeit und Anlass → Persönlichkeitszüge → intrapsychische Dynamik.

Tiefenpsychologische Anamnese

Mit Hilfe der tiefenpsychologischen Anamnese wird ergänzend die lebensgeschichtliche Entwicklung mit früheren und jetzigen Beziehungen zu wichtigen Personen erfragt, etwa nach dem in nachfolgender Übersicht genannten Schema:

1. Symptomatik:
   Insbesondere den Beginn der Symptomatik genau schildern lassen. Anschließend ergänzen: Stimmungslage, Zwänge, Erythrophobie, Ängste, Tagträume, Merkfähigkeit, Wahrnehmungsstörungen, körperliche Störungen (Appetit, Stuhlgang, Miktion, Schlaf, Gewicht, Magen, Alkohol, Nikotin).
2. Auslösende Situation bzw. symptomverstärkende Situation:
   Lebenssituation innerlich und äußerlich bezüglich Familie, Partnerschaft, Beruf, besondere Erlebnisse.
3. Primärfamilie:
   Eltern (Alter, Berufe, Beziehungen), Großeltern (Berufe und Beziehungen), Geschwister (Stellung, Berufe, Beziehungen), Persönlichkeitsschilderung.

4. Eigene Entwicklung:
Lebenslauf besonders unter psychosozialen und tiefenpsychologischen Gesichtspunkten unter besonderer Berücksichtigung von Schwellensituationen (Geburt, Stillen, Sauberkeitsentwicklung, Kindergarten, Schule, Lehre, Beruf). Wie wurde der jeweilige Schritt erlebt?
a) Sexuelle Entwicklung:
Doktorspiele, Masturbation, Menarche bzw. Pollutionen, erste Freundschaft, Partnerschaft, jetzige Beziehungsmöglichkeiten? Beginn von Beziehungen, Trennungen? Wie wurde das jeweils erlebt?
b) Jetzige soziale Situation:
Berufliche Situation, Position und Zufriedenheit damit, Kommunikation im Beruf und außerhalb, Freundeskreis usw.
5. Selbstschilderung:
Was würde der Patient einem anderen Menschen mitteilen, wenn er sich selbst beschreiben sollte?
6. Testfragen:
Eine gute Fee gibt drei Wünsche frei. „Das Liebste“, „Gewinn einer Million“, „Tieridentifikation“?
7. Früheste Kindheitserinnerung:
Erste Erinnerung, wenn man so weit wie möglich in die Kindheit zurückgeht?
8. Traum aus letzter Zeit.
9. Psychischer Befund:
Emotionaler Kontakt, Differenziertheit, Einsichtsfähigkeit, bevorzugte Abwehr. Gegenübertragung?
10. Zusammenfassung:
Erste diagnostische Vermutung aus Anamnese und Symptomatik, Psychodynamik, prognostische Einschätzung, Flexibilität und Introspektionsfähigkeit des Patienten, Therapiewunsch, Therapieplanung.

Aus Erstinterview und Anamnese lässt sich dann die neurosenpsychologische Diagnostik ableiten, die die Grundlage der tiefenpsychologischen Psychotherapie ist. Dann liegt auch hinreichend Material für den Krankenkassenantrag vor.

In der Diagnostik ist die Grundlage der tiefenpsychologischen Psychotherapie zu legen:
- Welcher aktuell wirksame neurotische Konflikt (horizontale Ebene) mit welcher Ambivalenz bei bzw. „Versagung" von Triebbedürfnissen, narzisstischen Bedürfnissen, Beziehungswünschen manifestiert sich
  - in welcher spezifischen auslösenden Situation (durch äußere oder innere Faktoren im interpersonellen Beziehungsfeld),
  - weist auf welche inneren länger bestehende Konflikte aus lebensgeschichtlichen Wurzeln hin (vertikale Ebene)?
- Welche Ressourcen und bisherigen Bewältigungsmöglichen bestehen und lassen sich nutzen?

Im Laufe der Therapie ergeben sich dann oft noch spätere Ergänzungen zur Anamnese und zur innerpsychischen Bedeutung und Sichtweise – nicht weil der Patient etwas absichtlich verschwiegen hatte, sondern oft deshalb, weil mit erweiterter Erinnerung und dann eventuell veränderter affektiver Erlebensweise die Sicht der intrapsychischen Konfliktdynamik modifiziert wird. Das heißt, im Verlaufe der Therapie verschieben sich beim Therapeuten und beim Patienten manchmal die diagnostischen bzw. konfliktspezifischen Schwerpunkte.

Indikation.   Am Ende der Diagnostikphase und vor Beginn der eigentlichen Behandlung ist natürlich noch einmal die Indikation für das beabsichtigte therapeutische Vorgehen zu überprüfen, z.B. anhand der von Reimer (1996, S. 25) aufgestellten „Indikationskriterien für eine tiefenpsychologisch orientierte Psychotherapie":

Eine tiefenpsychologisch orientierte Psychotherapie ist dann indiziert, wenn
- die Störung eindeutig psychogen ist und ein aktuell wirksamer neurotischer Konflikt eruiert werden konnte,
- der Patient die Fähigkeit hat, konflikthaft erlebtes Material zu verbalisieren und darüber – auch kritisch – zu reflektieren,
- Bezüge zwischen dem aktuellen neurotischen Konflikt und der Lebensgeschichte des Patienten herstellbar sind,
- zu erwarten ist, dass der Patient von den Mitteln und Metho-

den dieser Therapieform weder intellektuell noch emotional überfordert ist, sondern
- mit einiger Wahrscheinlichkeit davon auszugehen ist, dass der Patient von dieser Therapieform optimaler profitieren kann als von anderen Methoden.
- darüber hinaus Leidensdruck und Veränderungswünsche des Patienten so deutlich geworden sind, dass die Motivation zu dieser Therapie eindeutig ist und
- aus den ersten Kontakten abgeleitet werden kann, dass der Patient mit dem Faktor „Beziehung" hilfreich arbeiten können wird.
- der Therapeut seinerseits eindeutig motiviert ist, mit dem Patienten diese Therapie zu beginnen („Passung").

Einige praktische Hinweise zur Intervention

Auch in der Diagnostik-Phase empfehlen sich die Grundzüge der Gesprächsführung, wie sie auch im Verlaufe der Therapie Geltung haben:

Grundprinzipien der Gesprächsführung.
Dazu gehören:
- Minimalstrukturierung vornehmen: Wenig Vorgaben, den Patienten das Gespräch führen lassen, nur behutsam nachfragen; je weniger der Therapeut vorgibt, desto mehr kann sich die Problematik des Patienten verdeutlichen.
- Schwebende Aufmerksamkeit des Therapeuten verwirklichen: Nicht direkt auf die Aussage achten, mit gelassener Distanz auch den Kontext der Mitteilungen wahrnehmen, auf das Gefühl achten, auf den Tonfall, auf den Zusammenhang des Gesamtgespräches.
- Ansatzweise freie Assoziationen des Patienten fördern: Obwohl das erst im Verlauf der Therapie größere Bedeutung bekommt, kann man auch in den Diagnostik-Gesprächen den Patienten ermuntern mitzuteilen, was ihm sonst noch zu einer Mitteilung einfällt, wo er ähnliche Muster im Umgang mit anderen Menschen früher schon einmal erlebte usw.

– Gegenübertragung wahrnehmen: Der Therapeut soll dabei einfühlen, wie er selbst auf den Patienten und seine Darstellung reagiert, welche Gedanken ihm kommen (Ungeduld, Ärger, Langeweile usw.).

Art des Zuhörens. Beim „Hören mit dem dritten Ohr" soll der
Therapeut nicht nur auf die reale Mitteilung hören, sondern auch
dicht daneben, soll sich schon im Erstinterview fragen:
– Was teilt der Patient noch mit? Wenn er z.B. ausführlich darüber
berichtet, wie beschäftigt die Mutter mit mehreren Kindern war,
dass sie nebenbei Vater noch in dessen Beruf geholfen hat und
eine sehr interessierte und aufgeschlossene Frau war, so heißt
das möglicherweise auch, dass sie sich für die Kinder nicht sehr
interessiert hat, für den Patienten zu wenig Zeit hatte usw.
– Was sagt das Gefühl des Patienten zu seiner Äußerung? Im Erstgespräch benennen Patienten oft ihre eigenen Gefühle nicht direkt, sondern sind gewohnt, Informationen zu geben. Dann kann
man als Untersucher besonders auf Zwischentöne achten, auf
Aussparungen, Ansätze zu affektiver Reaktion, usw.
– Worum geht es wirklich? Was ist hinter den Informationen des
Patienten und hinter seinen Affekten eigentlich gemeint? Wenn
er von seinen schulischen und beruflichen Erfolgen erzählt, meint
er dann nicht, er möchte gelobt werden und Anerkennung bekommen, wovon er früher zu wenig hatte?

Interventionen. Offene Fragen sind hilfreich: Nicht: „Hat Sie das
traurig gemacht?", sondern: „Was fühlten Sie damals? Was haben
Sie damals empfunden?"
Einfache Sätze sind hilfreich, weil längere und komplizierte
Sätze die Aufmerksamkeit auf die inhaltliche Aussage des Unter-
suchers richten und den Patienten nicht so sehr zur eigenen Er-
kundung seiner Geschichte ermuntern.
„Leitende Fragen", die später in der Therapie öfter eine Rolle
spielen, sind auch in der Diagnostik schon hilfreich: Was war zu
Beginn der Symptomatik beim Patienten irritierend? Gab es ähn-
liche Erlebnisse früher?
Fragen nach dem Affekt können an vom Patienten gegebene
Sachinformationen angeschlossen werden: „Wie ging es Ihnen damals? Was fühlen Sie, wenn Sie sich jetzt daran erinnern?"

Die Minimalstrukturierung ist eine atypische Gesprächssituation, in der der Patient viel Raum hat und der Therapeut sich zurückhält. Das fördert in der Regel eine Verunsicherung des Patienten, auf die verschiedene Menschen unterschiedlich reagieren. Manche werden unsicher, stocken, wissen nicht recht, was sie sagen sollen. Andere reden hingegen dann mehr, bringen viel „Material", hinter dem der rote Faden verschwindet. Das ist normal und verständlich. Diese Schwierigkeit kann einfühlend vermindert werden durch behutsame Fragen, ob es nicht ganz leicht ist, im ersten Gespräch über seelische Vorgänge zu sprechen, usw.

Besondere Schwierigkeiten ergeben sich mit
- „geschickten" Patienten,
- anspruchsvollen Patienten,
- aufgeklärten Patienten und „Vielrednern",
- schweigenden Patienten.

„Geschickte" Patienten.   Sie kommen nicht aus eigenem Antrieb, sondern wurden von anderen Personen geschickt, von einem Elternteil, einem Ehepartner usw. Oft fehlen dann die eigene Motivation und ein entsprechender Leidensdruck. Das ist manchmal nicht klar. Man kann dann etwa nachfragen: „Hat Ihnen jemand zur Psychotherapie geraten? Was meinen Sie selbst zu diesem Vorschlag?" Manchmal erübrigen sich weitere Gespräche, manchmal kann eine Wende eintreten, wenn der Patient, der anfangs evtl. nur ambivalent war, seine eigene Sicht mitteilen kann und dabei ernst genommen wird.

Anspruchsvolle Patienten.   Sie fordern oft gleich im Erstgespräch viel: viel Zuwendung, Zeitüberschreitung, viele Stunden anfangs, schnelle Heilung usw. Oft handelt es sich um depressive Patienten, manchmal um Süchtige. Die Kommunikation ist meistens gleich anfangs schwierig, der Untersucher fühlt sich belagert und überfordert und reagiert oft abweisend, zum Teil weil er selbst sich oft zurücknehmen muss, man ahnt dann auch entsprechende drohende Enttäuschungswut, wenn man die Erwartungen des Patienten nicht schnell genug erfüllen kann.

Vorwurfsvolle Patienten entwerten den Untersucher schon bald und erklären deutlich, dass ihnen niemand helfen kann. So ist es dann oft. Manchmal hilft der Hinweis, dass die langjährige Entwicklung nicht in wenigen Stunden aufzuarbeiten ist, und das Angebot, gemeinsam dosiert die seelische Entwicklung zu verstehen und Möglichkeiten zur eigenen Zufriedenheit zu suchen. Wer das nicht ertragen kann, wird selten eine tiefenpsychologische Psychotherapie beginnen und eher mehrere Ärzte konsultieren und medikamentöse Hilfe induzieren.

Aufgeklärte Patienten und „Vielredner". Diese wissen schon alles über Therapie, haben viel gelesen und gehört, stimmen dem Untersucher zu, machen ihm Vorschläge, geben sich offen, sind es aber nicht. Dahinter stehen oft erhebliche Widerstände, z.T. bei narzisstischer Problematik, die freundlich-aufgeklärt umgangen oder durch Herabsetzung des Therapeuten abgewehrt wird.

Wer schon am Telefon nach einer bestimmten Therapierichtung fragt („Ich suche einen Therapieplatz mit themenzentrierter Gesprächstherapie nach …", „mit Hypnose nach Erickson") ist selten wirklich offen und therapiebereit.

Patienten, die viele Einzelheiten erzählen und keine Pause aufkommen lassen, wehren oft Unsicherheit und Bedürftigkeit ab. Sie sind eher therapierbar, wenn man das ansprechen kann. Oder die Intervention „Sie erzählen mir so viele Einzelheiten. Was möchten Sie mir denn damit eigentlich sagen?" kann manchmal eine Zäsur setzen, den Patienten nachdenklich machen und dem Gespräch eine fruchtbare Wende geben.

Schweigende Patienten. Sie machen den Untersucher oft ungeduldig und ärgerlich, veranlassen ihn zu vielen Fragen. Die Hintergründe können unterschiedlich sein:
- Scham und Angst, unangenehme Züge zu offenbaren,
- oder es stehen Wünsche nach Versorgung dahinter, der Untersucher soll durch Einfühlung schon wissen, was der Patient braucht (narzisstisch-depressive Symbiosetendenz).
- Schließlich kann sich hinter Schweigen Aggression und/oder Trotz verbergen.

Hilfreich ist behutsames Nachfragen: „Was geht jetzt in Ihnen vor? Was bedeutet Ihr Schweigen? Ist da etwas Unangenehmes, was Sie nicht sagen mögen?" Schnelle Deutungen vermuteten Ärgers bringen oft wenig, verstärken eher Ärger und Unsicherheit auf beiden Seiten.

Weiterführende Literatur

Argelander, H. (1970). *Das Erstinterview in der Psychotherapie.* Darmstadt: Wissenschaftl. Buchgesellschaft.

Dührssen, A. (1990). *Die biographische Anamnese unter tiefenpsychologischem Aspekt* (3. Aufl.). Göttingen: Vandenhoeck und Ruprecht.

Heigl-Evers, A., Heigl, F., Ott, J. & Rüger, U. (1997). *Lehrbuch der Psychotherapie* (3. Aufl.). Stuttgart: Fischer.

Hoffmann, S. O. & Hochapfel, G. (1999). *Neurosenlehre, Psychotherapeutische und Psychosomatische Medizin* (6. Aufl.). Stuttgart: Schattauer.

Keil-Kuri, E. (1995). *Vom Erstinterview zum Kassenantrag.* Neckarsulm: Jungjohann.

Reimer, C. (1996). Tiefenpsychologisch orientierte Psychotherapie. In C. Reimer et al. (Hrsg.). *Psychotherapie.* Berlin: Springer.

3 Gesprächsführung mit psychosomatisch Kranken

H. Wetzig-Würth

3.1 Einführung

Die Psychosomatik befasst sich mit der *Wechselwirkung* zwischen *seelischen*, *psychosozialen* und *körperlichen Prozessen*. Wir haben es gewissermaßen mit dem Ergebnis eines komplexen Zusammenspiels zwischen diesen drei Bereichen zu tun. Bis heute können wir die Fragen, warum das so ist und was die morphologischen und funktionellen Grundlagen für dieses Zusammenspiel sind, nicht schlüssig beantworten. Konzepte, denen Beobachtung und Beschreibung unterschiedlicher Arten von Angstbewältigung zugrunde lagen, haben ebenso nicht standgehalten wie die Frage nach der Organwahl.

Der Allgemeinarzt und der Facharzt kommen in ihrem praktischen Tätigkeitsfeld kaum mit einem allein somatisch-naturwissenschaftlichen Denkansatz aus. Ebenso kann aber in der Begegnung mit dem kranken Menschen auch das psychologisch-psychoanalytische Verständnis praktisch nicht die gesamte Problematik erfassen. Von Uexküll spricht von den Fallstricken des *Leib-Seele-Dualismus*, wenn der Arzt sich vor die Frage gestellt sieht, ob es sich bei dem Leiden seines Patienten um eine körperliche *oder* seelische Erkrankung handelt.

In der Interaktion zwischen den beiden Personen – der Gesamtheit des Leib-Seele-Kontinuums des Patienten wie auch des Arztes – ist das zentrale Kommunikationsmittel das Gespräch – ein kaum ersetzbares Instrument für Kontakt und Beziehungsgestaltung zwischen Arzt und Patient. Es umfasst das Erstinterview, dient einer ganzheitlichen Diagnostik und wirkt entscheidend mit im therapeutischen Prozess, hält ihn in Gang, dient dem Patienten zum Verstehen seiner selbst, zum Verstehen seines Leidens (vielleicht dessen individuellen Sinns).

Der Zugang zum kranken Menschen ist ein Zugang zum Mit-Menschen, den ich zunächst nicht kenne, den ich aber kennen lernen kann, wenn ich mir erzählen lasse, wenn ich frage, wenn ich Interesse habe und dieses erkennbar ausdrücke.

Wahrnehmungsinstrument sind meine Sinne und Gefühle.

Meine Wahrnehmung gilt einem Menschen, der mir etwas von sich erzählt, sich ausdrückt – sprachlich, durch Gestik, im Verhalten, durch Mimik, durch Schilderung von Symptomen.

> **Die geschilderte Symptomatik lässt sich als Beziehungsangebot verstehen. (Balint: Der Arzt – der Patient – die Krankheit).**

3.2 Fallbeispiele

Fallbeispiel 1: Neues noch mit 68

Herr M. bittet telefonisch um einen Gesprächstermin: Er hätte da „ein kleines Problem", das er gern besprechen würde. Zu der verabredeten Sitzung erscheint er munter, eröffnet im Vorraum des Sprechzimmers beim Ablegen des Mantels bereits das Gespräch über das missliche Wetter, unter dem wohl allgemein gelitten würde, er würde sich ja genügend schützen; zieht dann einen Kamm aus der Hosentasche, kämmt sich vor dem Spiegel stehend und sagt in Richtung der wartenden Therapeutin: „Immer erst hübsch machen, nicht?"

Die Therapeutin spürt neben einem Staunen, einer leichten Amüsiertheit die etwas ungeduldige Frage: „Was soll das Theater?"

Herr M. reibt sich die Hände, setzt sich (Die Therapeutin hat das Gefühl, in ein Geschäft verwickelt zu werden, bei dem sie über den Tisch gezogen werden soll.).

Patient (P.):   „Mein Hausarzt hat mir geraten, mich an Sie zu wenden. Ich habe morgens vom Magen her eine solche Übelkeit, dass ich nicht aufstehen kann, ich kann kaum etwas runterbringen. Ich sehe, wie meine Frau sich in unserm neuen Haus und im Garten betätigt, ich komme kaum mit dem Hund auf die Straße, erst am späten Nachmittag wird es etwas besser, ich bin dann froh, wenn der Tag vorüber ist. Das war früher ganz anders, da habe ich mindestens einmal in der Woche einen Zehntausendmeterlauf gemacht und jeden Tag etwas gejoggt, da ging es mir prima, obwohl ich solche Zustände von Übelkeit kenne, mehrmals ist mir so etwas nachts im Hotel passiert, einmal war es so schlimm, dass ich vor einem wichtigen Geschäftsabschluss abreisen musste. Das Laufen hat mir immer gut getan, und ich dachte, dass ich nach meiner Pensionierung noch mehr Zeit dafür hätte, jetzt aber hat mir der Orthopäde das Laufen verboten wegen meiner Kniearthrose, und jetzt kann ich nicht einmal gehen, einmal hat mich diese Übelkeit sogar bei einem Gang durch den Wald überfallen. Jetzt bin ich pensioniert, habe alles was ich brauche, und nichts geht."

Therapeutin (T.):   „Wenn ich Sie richtig verstehe, sind Sie also jetzt pensioniert und leiden verstärkt unter einer unerklärlichen Übelkeit, die Sie von früher her in schwierigen, vielleicht ängstigenden Situationen kennen. Dabei haben Sie sich mit dem intensiven Laufprogramm drüberweghelfen können – vermutlich hat das Laufen Ihnen Freude gemacht – und nun ist Ihnen diese Möglichkeit genommen worden durch das Verbot des Orthopäden."

P. (auffallend schnell):   „Mit Angst hat das nichts zu tun. Ich war im Geschäft immer erfolgreich, mir konnte keiner das Wasser reichen."

Es folgt eine detaillierte Erzählung über Strukturen und deren Veränderungen und über Gruppierungen in der Firma – pensioniert ist er seit drei Jahren. Die Therapeutin erfährt auf der Ebene der Erzählung (der Wortsprache) viel über die Firma, sie erfährt auf der Ebene des Patienten (das Erleben dessen, wovon er berichtet) eher wenig. Sie fragt sich, was wohl in den drei Jahren seit der Pensionierung gewesen ist, merkt ein Abdriften in Phantasien über das Hotelleben des Patienten. Spürt Interesse an der Vorgeschichte des Patienten, stellt eine diesbezügliche Frage zurück (Raum für Spontanangaben). Hat bei dem ganzen Bericht des Patienten das Gefühl eines gekonnten Marathons von Worten, ohne dass Wesentliches zur Sprache kommt. (In ihr verdichten sich die Worte: „Da ist nichts, da war nichts, da geht nichts.") Und immer wieder das geschäftsmäßige Händereiben: „Günstig davongekommen."

T.: „Irgendwie scheinen Sie immer noch zu laufen, immer noch Geschäfte zu machen."

P.: „Sie werden es nicht glauben. Ich träume fast jede Nacht von der Firma, sehe alle Leute, ganz so wie sie waren, vor mir, meine Frau sagt, ich spreche im Schlaf."

T.: „Wenn ich mir vorstelle, welche Bedeutung Ihre Firma für Sie hatte, dann kann ich mir vorstellen, dass Sie den Blick noch dorthin gerichtet haben, könnte Ähnliches auch für Ihr früher so intensives Laufprogramm gelten?"

P.: „Ja, dass wir jetzt hier wohnen, das ist so an mir vorbeigegangen, meine Frau hat den Umzug gemacht. Sie ist auch viel mit den Enkelkindern beschäftigt, mir wird das alles zu viel." Nach einer Weile: „Als Sie eben so fragten, merkte ich, wie die Übelkeit wieder in mir hochstieg, was ist das nur? Die Ärzte sagen, dass ich ganz gesund bin, dass es nur mein vegetatives Nervensystem ist."

Sein Blick wird leer, er scheint etwas Imaginäres zu betrachten.

T.: „Ich habe den Eindruck, dass Sie etwas bildhaft vor sich sehen, was mit Ihren Beschwerden und Ihrem vegetativen Nervensystem zu tun haben könnte, könnten Sie das mal hier aufmalen?"

Sie reicht ihm Papier und Bleistift.

P.: „Ich kann nicht malen.“
T.: „Lassen Sie einfach Ihre Hand machen, was Ihre inneren
Augen sehen.“
*Patient malt ein Strichmännchen mit einem Kreis im Kopf,
aus dem heraus kurze und lange Pfeile in die Peripherie seines schmalen Körpers weisen, und ein Oval als Sonnen-
geflecht, ebenfalls mit Pfeilen in die Peripherie. Dabei wirkt
er konzentriert, legt den Bleistift zögernd auf den Tisch, betrachtet eingehend sein Werk. Auch die Therapeutin schaut
es sich interessiert an, hat die Phantasie einer Töpfchenszene
(Mutter und Kind bewundern „das Werk“).*
T.: „Sie haben das sehr treffend dargestellt.“
P.: „Ich habe noch nie gemalt.“

Für den weiteren Verlauf – eine Kurzzeittherapie – war diese Erfahrung: „Ich kann etwas versuchen, was ich bisher noch nicht getan habe, mal sehen, was dabei ‘rauskommt.“ eine „Schwelle zur
Umorientierung“.

Ergänzung zum Fallbeispiel 1

In der biographischen Anamnese zeigt sich eine beeindruckende
Abfolge erheblicher Spannungszustände mit der Notwendigkeit, sich
im Dienste des Überlebens ohne adäquate Bewältigungsmöglichkeit
gewissermaßen „drüberwegzuhelfen“. Zustände von Übelkeit hat er
schon als Kind gehabt, besonders, wenn er z.B. seine Schularbeiten
nicht gemacht hatte: „Wenn Sie mich so fragen, fällt mir ein ..., ich
hatte es vergessen, aber das war ja früher ganz oft so.“ Als 17-jähri-
ger war er in russische Gefangenschaft geraten. In dieser Zeit äußer-
ster Not und während seiner letztlich geglückten Flucht hat er kei-
nerlei Beschwerden wie die oben geschilderte Übelkeit verspürt. Die
Beschwerden überfielen ihn in der Zeit seiner Berufstätigkeit, ohne
dass ihm Zusammenhänge klar werden konnten, die ärztlichen Maßnahmen waren symptomorientiert, die behandelnden Ärzte und der
Patient hatten sich „geeinigt“, das vegetative Nervensystem als un-
berechenbare Größe forderte gelegentlichen Tribut.

Herr M. hat sich telefonisch persönlich angemeldet mit seinem Anliegen, das er „ein kleines Problem" nannte. Die Mitteilung fiel durch ihre Bagatellisierung auf (Abwehr von Angst?).

Herr M. ist jetzt 68 Jahre alt. Er war ein erfolgreicher Geschäftsmann in einem hierarchisch streng geführten Konzern gewesen. Wie er sich kämmt, wie er die Hände reibt, übers Wetter spricht, macht der Therapeutin klar, dass er gewohnt ist, die Dinge in die Hand zu nehmen, einem Gegenüber Zeit und Raum nicht zuzugestehen, sich selbst auch nicht? Warum sind „Spielräume" nicht erlaubt? Die Frage gilt der Abwehr und wovon abgewehrt wird.

Fast beiläufig erwähnt die Therapeutin mögliche ängstigende Situationen. Auffallend ist, dass der Patient gerade die in einem größeren Zusammenhang angesprochene Angst aufgreift, sie gewissermaßen schnell – auffallend schnell herauspickt und – negiert. Sollte es sich um das bekannte Phänomen der weißen Elefanten handeln, an die nicht gedacht werden soll, und die gerade in der Negierung zwingend präsent vor Augen stehen? (Angst also!)

Die Lebensgeschichte zeigt, dass die gefahrvollen Situationen in Krieg und Gefangenschaft ihn in seinem Erleben nicht geängstigt, sondern zielorientiert in seinem Überlebenswillen herausgefordert hatten. Übelkeit und ein unerklärliches Schwächegefühl waren (erinnerlich seit der Schulzeit) immer dann aufgetreten, wenn er seine Fähigkeit im Leistungsbereich und damit in seiner Möglichkeit der Abwehr von Angst in Frage gestellt sah. Täuschungen und Selbsttäuschungen hatten seinen beruflichen Erfolg begleitet, und da, wo die Konfrontation mit seiner frühen Angst trotz seiner Leistung drohte, konnte er vor ihr wortwörtlich davonlaufen und sich dabei noch großartig fühlen.

Ein weiterer Aspekt fällt der Therapeutin auf: Er spricht von seiner drei Jahre zurückliegenden beruflichen Zeit, als ob es sich um eine gegenwärtige Situation handelte. Das Händereiben, der Wortmarathon legen die Vermutung nahe, dass er Geschäftsmann *ist* und einen nicht anerkannten Verlust lebt, vielleicht noch in der Phase der Verleugnung seiner Trauerarbeit steckt. Diagnostisch wäre ein reaktiv depressives Moment denkbar, aufgepfropft auf eine abgewehrte frühe Depression, subsumiert jetzt wohl in einer somatoformen Störung.

Fallbeispiel 2: Unter die Haut gegangen

Die fast 50-jährige Patientin – in fortlaufender psychotherapeutischer Behandlung – berichtet zunächst mehr nebenbei von einer Hautsymptomatik, die sie mit Kräutertinkturen behandele. Die Therapeutin bleibt mit ihren Vorstellungen im Bereich der Beschwerden, die die Indikation zur Psychotherapie abgegeben hatten. Die Kommunikation plätschert über einige Sitzungen, in denen die Therapeutin eine unerklärliche lähmende Müdigkeit verspürt. Alle Versuche, einen Ort für dieses Gegenübertragungsphänomen aufzufinden, umkreisen gewissermaßen eine leere Stelle mit der Dynamik eines „heißen Breies". Die Therapeutin versucht, die Sicht der Patientin auf einen ungelösten inneren Konflikt zu lenken, die Patientin leistet beharrlich Widerstand: Alles sei in Ordnung. Dann aber nimmt das Hautleiden zu, es juckt und nässt am ganzen Körper, es beeinträchtigt in allen Lebensbereichen, fachdermatologische Diagnostik und Behandlung und so genannte Naturmethoden bringen keine Klärung und keine Linderung, die Patientin hat Angst vor Entstellung. Die folgende Vignette soll ein Licht werfen auf die Bedeutung unseres Themas, das Führen eines Gesprächs.

Gespräch

P.: „Ich halte es nicht mehr aus, jetzt habe ich fürs Tennisspiel schon langarmige Sachen angezogen, ich kann doch im Sommer nicht auch noch lange Hosen tragen, ich habe meinen Freundinnen gesagt, dass ich nicht mehr mitspiele. Im Büro gucken sie auch, und dann dieses entsetzliche Jucken, ich bringe mich noch um."

T.: „Es gibt das zunehmende juckende Problem, das alarmierend wirkt und Aufmerksamkeit fordert. Es muss dazu aber einen tiefer liegenden Bedeutungsgehalt geben, der anders als juckend noch nicht zur Sprache kommen konnte. Da Sie zu Beginn Ihrer Therapie noch keine Hautsymptome hatten, muss zwischenzeitlich etwas passiert sein, was Sie irgendwie in Ihrem Leben nicht unterbringen können oder mögen, koste es, was es wolle – und sei's das eigene Leben.“

P.: „Sie haben mich ja mehrfach darauf hingewiesen, dass ich die Hautkrankheit nicht isoliert betrachten soll. Ich dachte, dass das ein Trick ist, mir etwas zu entlocken oder, dass Sie auch nicht weiterwissen. Gestern fand ich in einer Frauenzeitschrift einen Artikel über dieses Thema, und mir ist klar geworden, dass ich etwas sagen muss, was mir entsetzlich schwer fällt. Ich dachte, ich kann das hier auslassen, es ist mir entsetzlich peinlich.“

T.: „Wenn es Ihnen so schwer fällt darüber zu sprechen, gibt es zwei Möglichkeiten. Entweder Sie 'springen ins kalte Wasser', gehen das Risiko, vor dem Sie so lange zurückgeschreckt sind, ein, oder wir schauen uns erst einmal an, ob es da in der Beziehung zwischen Ihnen und mir etwas Hinderliches gibt, oder eine Erfahrung in Ihrer Lebensgeschichte blockierend wirkt.“

Die Patientin weint; das Weinen geht in ein lautes Heulen über. Die Therapeutin denkt: „Wie bei einem Kind, dass sich voller Schmerz und Wut an die Mutter wendet.“ Sie lässt der Patientin Zeit, indem sie sich selbst mit der inneren Frage beschäftigt nach dem Unrecht, das diesem Kind widerfahren sein mochte. Und sie fragt mit teilnahmsvoller Stimme behutsam und einfach:

T.: „Was ist geschehen?“

P.: „Ich habe diesen Eiertanz satt. Sie erinnern sich, dass ich Ihnen schon von dem jungen Mann berichtet habe, den ich in einem Seminar kennen gelernt hatte. Auf einem Spaziergang hat er mich geküsst. Ich habe Tag und Nacht von ihm geträumt, ich habe mich damit gequält, ob ich meine Familie verlassen soll. Ich habe Ihnen nichts davon erzählt, weil ich mich so geschämt habe. Eine fünfzigjährige Frau spioniert in ihrer Freizeit einem jungen Mann hinterher, der selbst eine Familie hat. Ich hab's nicht ausgehalten und habe ihm gesagt, wie sehr ich ihn mag, da hat er ganz freundlich reagiert, er würde seine Familie aber nie verlassen, und wir könnten doch gute Freunde sein. Ich war ganz einverstanden damit, aber jetzt habe ich von einer Bekannten erfahren, dass er doch eine Freundin hat und dabei ist, zu Hause auszuziehen. Ich war wie vom Donner gerührt."

T.: „Wie vom Donner gerührt – getroffen – gelähmt?"

P.: „Das Schlimmste war, ich hatte nicht damit gerechnet."

T.: „Es traf Sie gänzlich unvorbereitet, wie aus heiterem Himmel. Was war es, was so nahezu tödlich traf?"

P.: „Ich fühlte mich zurückgestoßen, ausgeschlossen, lächerlich gemacht, ich wäre am liebsten in ein Mauseloch gekrochen, und dabei musste ich mit den andern mitlachen, mitspotten, und keiner durfte merken, wie es um mich stand."

T.: „Die Intensität Ihres Liebesgefühls einem Menschen gegenüber, den Sie kaum kannten, dann auch, wie verschämt Sie mit Ihren wertvollen Gefühlen umgegangen sind und zuletzt die tiefe Getroffenheit – wie vom Donner gerührt sagen Sie – (gedehnt) ist das irgendwie nicht wie damals?"

P.: „Ja, in der Nacht als mein Vater starb! Da war auch niemand bei mir, es war unheimlich und dunkel, meine Mutter redete mit meiner älteren Schwester, ich zählte nicht, und ich habe damals nichts verstanden. Ich habe immer alles, alles allein mit mir abgemacht."

Die Patientin war wegen multipler Beschwerden über einige Wochen stationär behandelt worden. In der geschützten Situation hatte sie sich ermutigt gefühlt, ihr früheres Leben wieder aufzunehmen, um im Alltag erneut kläglich zu scheitern. Im Vordergrund standen Magenprobleme und Kreislaufbeschwerden mit Schwindelzuständen, Angst vor Menschen, Angst vor dem Alleinsein, Angst, selbst Auto zu fahren. Mit all dem hatte sie sich zwar irgendwie eingerichtet gehabt, das Bild aber, das sie von sich hatte, war das einer unabhängigen Frau. Zu ihrer Biographie gehörte ein Trauma: Der Vater war erst nach längerer Kriegsgefangenschaft nach Hause gekommen, sie hatte ihn nicht gekannt, ihm dann aber ihr ganzes Kinderherz geschenkt, sie war sich nicht sicher, ob er sie überhaupt wahrgenommen hatte. Als er wie aus heiterem Himmel starb, war sie gerade fünf Jahre alt.

Kommentar zum Fallbeispiel 2

Die Diagnose einer Konversionsstörung setzt einen Verlust oder eine Veränderung körperlicher Funktion voraus, ganz offensichtlich Ausdruck eines psychischen Konflikts oder eines Begehrens bzw. eines Bedürfnisses. Da die „Störung" im vorliegenden Fall im Verlauf der Psychotherapie auftritt, weist sie in zwei Richtungen. Einmal in Richtung der therapeutischen Übertragungs-Beziehung, der gegenwärtig horizontalen also, zum zweiten entlang der vertikalen Achse auf die traumatische Erfahrung, über die die Patientin bei der Erhebung der biographischen Anamnese auffallend emotionslos berichtete. Die Fragen der Therapeutin in Richtung eines unbewussten Konflikts hatten den Widerstand der Patientin mobilisiert, der im Nachhinein verstanden, dem Erhalt ihres narzisstischen Größenselbst gedient hatte. Erst das Weinen in auffallend kindlich heulender Weise gab affektiv jetzt den entscheidenden Hinweis. Da war die gegenwärtige Auslösesituation, die die Patientin unter Hochspannung gesetzt hatte. Da gab es die Erfahrung als Kind, dass da niemand war, dem sie sich hätte anvertrauen können. Da gab es das Kindheitstrauma und vom Inhalt her die

Gleichheit des Gefühls „wie vom Donner gerührt" in der aktuellen Auslösesituation, in beiden Situationen die traumatische Erfahrung „Es wird über mich hinweggesehen.". Innerhalb weniger Tage nach diesem Affektausbruch, dem eine produktive, therapeutisch wirksame klärende Bearbeitung folgte, verschwand die Hautsymptomatik, die Ängste lösten sich auf. Auch zwei Jahre nach Therapieende war die Patientin beschwerdefrei und voller Energie.

Diagnostisch geht es nicht nur um die z.Z. der Therapie aufgetretene Konversion. Anlass zur Therapie waren erhebliche psychosomatische Beschwerden, eine Arbeitsstörung, phobische Ängste und darunter die defizitäre Struktur im Sinne einer Frühstörung bzw. Persönlichkeitsstörung.

Fallbeispiel 3: Die Gelenke der Patientin – die Not der Therapeutin

Die 35-jährige Patientin kommt, weil es ihr im Zusammenhang mit einer Trennungsproblematik „schlecht" gehe. Die Ärztin öffnet ihr die Tür zum Sprechzimmer und schaut ihr nach, wie sie stakig und steif zum Sessel geht, treffender – stampft. Beide setzen sich, nachdem die Patientin ihre Schlüssel irgendwie „sacht" auf den Fußboden gelegt hat.

„Widersprüchlich", geht der Ärztin durch den Sinn. Und weiter: „Sanft mit den Dingen, hart und steif mit sich selbst?"

Sie sieht die Patientin angespannt, mit eingezogenem Kopf, hochgezogenen Schultern und eng zusammengepressten Oberschenkeln dasitzen, „verknotet" nimmt sie wahr. Sie eröffnet das Gespräch und kommt ins Stocken, als sie dem kalt abweisenden Blick der Patientin begegnet. Sie verspürt eine Enge um die Brust und bemüht sich um einen einladend freundlichen Klang in ihrer Stimme.

Gespräch

T.: „Sie sagten mir am Telefon, dass Sie sich kürzlich von ihrem Mann getrennt haben, und dass Sie diese Situation schlecht verkraften?"

P.: „Hm!"
Schweigen.
T.: „Das ist offenbar jetzt alles schwerer für Sie, als Sie zunächst gedacht hatten?"
P.: „Hm!"
*Schweigen. Die Therapeutin spürt verstärkt die Enge, ein
„elendes Gefühl" steigt in ihr auf. Sie nimmt eine Blockade
ihrer Denkfähigkeit wahr. Am liebsten würde sie die Patientin schnell wieder loswerden. Langsam verdichtet sich in ihr:
„Ich muss – ohne mich rühren zu können – etwas aushalten,
etwas affektiv Hochbesetztes und unsagbar Verknotetes." Sie
löst sich aus dieser Enge, indem sie spricht und ihr Gefühl als
das der Patientin zu übersetzen beginnt.*
T.: „Ich spüre, dass Sie mit einer ziemlich massiv ängstigenden inneren Verstrickung zu mir gekommen sind. Wollen Sie versuchen, mir davon zu erzählen?"
P. (mit jetzt forschendem Blick):   „Eigentlich bin ich wegen
meiner Gelenke gekommen. Mein Arzt kann keine Ursache finden für meine Schmerzen. Es geht mir sehr
schlecht, und er meint, dass da auch mein Psychokram
eine Rolle spielt."
T.: „Sie sagen 'Psychokram' und meinen offenbar Ihre Probleme im Zusammenhang mit der Trennung von Ihrem
Mann?"
P.: „Ich weiß nicht. Als Sie eben von meiner Verstrickung
sprachen, sah ich mich Amok laufen."
T.: „Amok laufen?" Nach einer Pause zögernd: „Todes-
wünsche?"
P.: „Ja, kurzen Prozess machen – ohne Ansehen der Person!"
Tiefes Durchatmen.

Ergänzung zum Fallbeispiel 3

In der nachfolgenden Anamneseerhebung erhält die Ärztin folgende Informationen: Als Kind sei die Patientin zunächst behütet in
einer intakt erscheinenden Familie mit beiden Eltern und einer

älteren Schwester aufgewachsen. Im Alter von 6 Jahren sei sie aus ihr unerfindlichen Gründen zu Verwandten gekommen. Ihre eigene Familie habe sie, die Patientin, selten besucht und sich dort immer beklommen und nicht erwünscht gefühlt. Im Alter von 15 Jahren habe sie zufällig und unbemerkt ein Gespräch zwischen ihren Eltern und einem fremden Mann mitbekommen, aus dem hervorging, dass dieser fremde Mann ihr leiblicher Vater war, und dass der Mann, den sie als ihren Vater betrachtet hatte, den Fremden um Geld anging als Preis für Geheimhaltung. In diesem Augenblick „brach alles in ihr zusammen", ihre Bemühung, fragend mehr Licht in diese ihre Geschichte zu bringen, blieb unbeantwortet, die Eltern trennten sich bald darauf. Wenig später starben kurz nacheinander beide Väter, und die Patientin blieb ambivalent gebunden an die Mutter. In ihrem Psychologie- und Soziologiestudium kann rückblickend der Versuch gesehen werden, sich in ihren Verstrickungen zu verstehen und sich herauszulösen. Eine zunächst unerwünschte Zwillingsschwangerschaft brachte neue Verwicklungen durch die Heirat mit einem als Retter phantasierten und dann enttäuschenden Mann und durch die nun noch engere und weiterhin ambivalente Bindung an die Mutter, auf deren Hilfe in der Aufzucht der Kinder sie angewiesen war. Von der Mutter fühlte sie sich ständig abgewertet und in Frage gestellt.

Kommentar zum Fallbeispiel 3

Gleich zu Beginn des Erstgesprächs erlebt die Therapeutin eine Überraschung. Die Patientin, die bei der telefonischen Anmeldung einen eher selbstbewussten Eindruck gemacht und ihr Anliegen flüssig vorgetragen hatte, erscheint ihr nun steif, stakig, verknotet. Sie nimmt als widersprüchlich wahr, wie die Patientin sich gestisch und im Umgang mit dem Schlüsselbund verhält. Auffallend ist der Blick der Patientin, der zusammen mit der voraufgegangenen Wahrnehmung nun auf Seiten der Therapeutin eine Gegenübertragung auslöst, der sie sich nicht entziehen kann. Die averbale Mitteilung der Patientin – sehr wohl aber über Gestik bzw. Körpersprache ausgedrückt – bedarf der Übersetzungsarbeit in Wortsprache (Klarifizierung). Das Ansprechen der „Verstrickung" – von der Therapeutin wahrgenommen und als ein Problem der Patientin erkannt und gespiegelt – löst bei der Patientin ein inneres Bild aus, über das sie nun sprechen kann. Das vorsichtige Aufgreifen des Amoklaufens, als Tötungswunsch benannt, erlaubt der Patientin zu reden („Schrittmacherfunktion"). Der Stau destruktiver aggressiver Gefühle kann sich in der Folgezeit entladen, nachdem die Klemme der Patientin zwischen Affektsturm und angstvoller Kontrolle im Übertragungs-Gegenübertragungs-Geschehen zum Erleben der Ärztin wurde und von ihr übersetzt und angesprochen werden konnte. Die Verklammerung erfährt eine Öffnung, die Patientin atmet frei (befreit) durch.

Es lässt sich auch ein anderer Gesprächsverlauf vorstellen. Der Druck (Wir wissen, dass es sich um (unbewusste) Abwehr von (unbewussten) Affekten handelt.), unter dem sich die Patientin darstellt, und den die Ärztin in der Gegenübertragung buchstäblich am eigenen Leibe erlebt, hätte sich z.B. in einer Ablehnung mit Rausschmiss „Luft machen" können. Die Patientin hätte dann wiederholt (Teufelskreis und Wiederholungszwang) das erlebt, was ja ihr „Elend" war: die Ablehnung und Zurückweisung. Ein Schlüsselerlebnis – im wahrsten Sinne des Wortes – ist der beobachtete umsichtige Umgang mit Gegenständen. Die Patientin vermittelt in ihrer Gestik und in ihrer Symptomatik ihre traumatisch erlebte Lebensgeschichte: Wie eine Sache, eine Ware, mit der sich „Geld machen" lässt.

Fallbeispiel 4: Die zwei Seelen – und was der Kopf dazu sagt

Der 50-jährige Patient befindet sich in laufender Psychotherapie wegen wechselnder psychosomatischer Beschwerden. Zur achtundzwanzigsten Sitzung am Montagmorgen kommt er blass und angestrengt wirkend, nachdem es ihm über mehrere Sitzungen recht gut gegangen war. Die Therapeutin fragt sich, was ihm wohl am Wochenende zugesetzt haben könnte.

P.: „Das Wochenende war ganz toll, ich habe unheimlich viel geschafft!"

T. (zunächst fast versucht, den Patienten auf sein mitgenommenes Aussehen anzusprechen – nun ziemlich verdutzt): „Unheimlich viel geschafft – und deshalb ein ganz tolles Wochenende?"

P. (etwas nachdenklich):   „Na ja, ganz so toll war's dann auch wieder nicht, wir haben seit heute die Maler im Haus, und meine Frau und ich mussten Bücherregale leer machen und von den Wänden rücken und Möbel schleppen, Sie kennen das sicher auch."

T. (hört in seiner Stimme einen grimmigen Unterton): „Oh ja, einerseits freut man sich auf das Ergebnis, andererseits hat man erst einmal die Plackerei."

P.: „Eigentlich war das noch gar nicht nötig, aber meine Frau hatte sich das in den Kopf gesetzt, und ich konnte sie das ja nicht alleine machen lassen – und dabei hatte ich schon morgens scheußliche Kopfschmerzen. Die sind dann im Laufe des Tages besser geworden, aber am nächsten Morgen waren sie wieder da. Ziemlich heftig – wie bei einem Kater, aber ich hatte nicht getrunken. War das alles vielleicht zu viel, habe ich mir zu viel aufgeladen?"

T.: „Zu viel vielleicht – und nicht gerade etwas, was eigene Herzensangelegenheit gewesen wäre?"

P.: „Das stimmt, eigentlich wollte ich ein wichtiges Projekt am PC bearbeiten, stattdessen musste ich die Möbel schleppen, das war dann aber auch ganz befriedigend."

T.: „Gute Miene zu einem Spiel, das im Grunde genommen nicht so recht das Ihre war – und dazu der Druck, dass ja eigentlich Ihr Projekt am PC bearbeitet werden sollte?"

P.: „Wären dann meine Kopfschmerzen ein Signal, dass ich nicht so viel machen sollte?"

T.: „Das könnte schon so sein, andererseits sagen Sie, dass Sie nicht taten, was Sie wollten und taten, was Sie nicht

> wollten, und dass Sie das dann irgendwie auch doch befriedigend fanden. Das hört sich nach einer nach innen verlagerten Auseinandersetzung an.“
>
> P.: „Sie meinen die zwei Seelen ... (in meiner Brust)! Und mein Kopf der Kampfplatz? Das kann so stimmen. Wie oft mache ich widerwillig Sachen, die nicht mein Ding sind, und dann komme ich nicht mehr zu dem, was ich eigentlich will, und dann ist es so, als ob sich was umschaltet, und ich bin ganz zufrieden mit dem Resultat, aber wenn ich mir das jetzt so ansehe, komme ich nie zu dem, was mich wirklich befriedigt.“

Ergänzung zum Fallbeispiel 4

Der Patient entstammt einer – wie er sagt – sozial unterprivilegierten Herkunftsfamilie und hat sich emporgearbeitet. Gefühle wie Neid und Eifersucht kennt er nicht (wehrt er ab, etwa mit Hilfe von Rationalisierung). Vieles hat er privat und beruflich mit zusammengebissenen Zähnen getan, ohne wirklich dahinter zu stehen, im Schaffen, im Erledigen hat er dann aber doch auch Befriedigung empfunden, vielleicht es sich auch so zurechtgelegt.

Kommentar zum Fallbeispiel 4

Die Therapie läuft schon über fast 30 Sitzungen. Der Patient klagt über wechselnde psychosomatische Beschwerden. Einen Zusammenhang zwischen diesen Körperbeschwerden und seinen Gefühlen, seiner Art, Probleme zu verarbeiten, konnte er zunächst nicht sehen (Abwehr ist nicht bewusst.). Immer einmal spürte die Therapeutin eine Ungeduld in den Sitzungen, und sie war sich nie ganz sicher, ob es ihre eigene Ungeduld gegenüber der mangelnden Einsicht auf Seiten des Patienten war, wenn ihre Klärungsversuche ins Leere liefen, oder ob es sich um ein vom Patienten abgewehrtes Gegenübertragungsgefühl handelte, das seiner kontrollierten aggressiv getönten Ungeduld also entsprach. In der hier vorgestellten Sitzung öffnet sich nun der Fächer von unvereinbar Erscheinendem. Die Therapeutin sieht einen blassen und irgendwie mitgenommenen Mann, sie hört, was er geschafft hat und dass das Wochenende toll war. Das könnte vielleicht zusammenpassen, wenn da nicht außer seiner Blässe der Grimm in seiner Stimme wäre. Sie folgt dieser Spur des abgewehrten Affektes und eröffnet damit dem Patienten Zugang zu seinem Zwiespalt, den er verleugnet, womit er interaktionell notwendige Auseinandersetzungen vermeidet und das Ganze sich dann auch noch „schön redet" (Rationalisierung, Verkehrung ins Gegenteil, aber eben auch Somatisierung).

3.3 Theoretischer Hintergrund

Ein Charakteristikum von Neurose ist der Rückzug vor der affektbegleiteten Handlung, und Psychoneurose bedeutet damit Neurose ohne somatische Symptome (wobei motorische Tätigkeiten durch Handeln in der Phantasie ersetzt werden).

Psychosomatische Störungen hingegen können sich einmal unter dem Einfluss andauernder emotionaler Störungen entwickeln, zum andern – multikausal bedingt – mit anatomisch-strukturellen Veränderungen einhergehen und psychosomatische Krankheiten ausmachen.

Das Auftreten psychosomatischer Störungen geschieht unter der Einwirkung verschiedener Aspekte und Faktoren im seelischen, psychosozialen und körperlichen Bereich. Isolierte Fragen nach der Konstitution, der Disposition und dem Ausmaß äußerer Belastungen haben nicht weiterführen können. Dass bestimmte Krankheiten und Beschwerden in Notzeiten und bedrohlichen Situationen eher sogar rückläufig waren, um unter Normalbedingungen wieder aufzutreten, konnte in Kriegszeiten gesehen werden (wie im Fallbeispiel 1).

Anders als in der naturwissenschaftlichen Medizin, die sich wegen immens zunehmenden Detailwissens immer mehr spezialisieren muss, um in immer kleineren Einheiten immer größeres objektivierbares Spezialwissen zu sammeln, geht es in der Psychosomatik also um prozesshaftes Zusammenwirken verschiedener Faktoren für das individuelle Krankheitserleben des Patienten, und für die Therapie um interaktionelle Prozesse zwischen dem Patienten und dem Arzt. Nicht um Objektivität geht es also in erster Linie, sondern um das Subjekt des Patienten und um das des Arztes.

Der Arzt versteht sich seit (Wieder-)Einführung des Subjekts in der Medizin nicht als Behandler (allein und anstelle des Patienten Handelnder – der Patient wäre danach zur Passivität gezwungen), gefragt – befragt – ist der Patient. Gefragt und befragt aber auch von einem Arzt, der sich als Teilnehmer in diesem Interaktionsprozess versteht und keine vorhersagbaren Ergebnisse erwartet.

Buchinger (1998) spricht davon, dass der Psychosomatiker ein Fachmann des Nichtwissens sei, der mit Nicht-Wissen arbeite, um dem Patienten zu helfen, sein eigenes „Wissen" hervorzubringen.

Die Symptomatik verstanden als Botschaft, als Appell, löst in mir – dem Experten des Nicht-Wissens also – etwas aus. Meine Aufgabe besteht nun darin, mit dieser Wahrnehmung zu arbeiten, dem Patienten zu helfen, etwas zu entschlüsseln, was für ihn verschlüsselt, verschlossen, verborgen ist. Dabei kann ich nur anbieten, der Patient wählt eigenverantwortlich.

Einerseits verschleiert die Symptomatik ihren Herkunftsort und deckt ihn gewissermaßen kompromisshaft ab, andererseits weist sie – wenn auch verschlüsselt – auf diesen Ort hin, der sich im dialogisch-therapeutischen Prozess noch eröffnen soll.

Mein Wahrnehmungsinstrument – das Wahrnehmungs-Instrument meiner ganzen Person – teilt mir mit, was dieser Mensch in mir an Gefühlen, Phantasien, Vorstellungen auslöst. Ich überlasse mich diesem Vorgang, weiß aber, dass es sich um ein Übertragungs-Gegenübertragungs-Phänomen handelt (Heigl-Evers).

Zum Verstehen der Botschaft des Patienten und zum Verstehen meiner Wahrnehmung gilt, dass Verstehen keineswegs ausschließlich die rationale Ebene betrifft, sondern auf mehreren Ebenen stattfindet (s. Kapitel 1).

> **Je mehr ich mich selbst mit Hilfe meiner kognitiven und emotionalen Wahrnehmung einlasse, desto mehr erlebe ich korrespondierenden Zugang zu den verschiedenen Ebenen des Patienten.**

In Fällen psychosomatischer Beschwerden kommt der Patient meist auf Anraten behandelnder Ärzte, die nach vielfältigen Untersuchungen keinen Organbefund erheben konnten. Die Auskunft nach einer körperlichen Untersuchung, dass alles in Ordnung sei, verschafft dem Patienten zwar kurzfristig entängstigende Entlastung gegenüber einer befürchteten ernsten, vielleicht zum Tode führenden Krankheit, sich selbst in der Gesamtheit seiner Persönlichkeit, also auch mit dem Herkunftsort seiner Beschwerden, fühlt der Patient jedoch *nicht* verstanden.

Die Verhakung in der Arzt-Patient-Beziehung, in der Bewertung – und d.h. potenziell Abwertung – das angestrebte Ziel vereitelt, lässt sich verkürzt in zwei Sätzen verwörtern:
Patient: „Herr Doktor, da muss doch was sein.“
Arzt: „Es ist alles in Ordnung, da ist nichts.“

Über dieses *Nichts* lässt sich vermuten, dass es in der Tatsache oder Befürchtung von Bedeutungslosigkeit als einer u.U. sehr frühen Erfahrung zum Selbst-Erleben des Patienten passt. Wurmser spricht von *Seelenblindheit* für die Belange und Bedürfnisse eines Kindes, das sich in seinem Eigenwert nicht gewürdigt, nicht bestätigt erlebt.

Ein weiteres Problem in der Kommunikation zwischen Arzt und Patient ist die Tatsache, dass dem Patienten selbst der leibseelische Zusammenhang in der Regel nicht einfühlbar ist. Auf den Arzt, der ihm diesen Zusammenhang begreiflich machen möchte, wirkt der Patient oft uneinsichtig. Er hat ja seine körperlich wahrnehmbaren Beschwerden und lokalisiert die Auslöseursache in das entsprechende Organ. Das ist seine Wahrheit.

Die Frage, warum gerade dieses Organ, warum gerade jene Symptomatik, hat zu Spekulationen hinsichtlich möglicher Konfliktspezifität geführt. In der seriös gehandhabten Medizin ist man jedoch davon abgekommen, bestimmte Organbeeinträchtigungen mit bestimmter Konfliktspezifität vokabelhaft zu korrelieren. Zwar kann einem etwas interaktionell Ausgelöstes „auf den Magen schlagen“, und die „Knie können schon auch weich, das Herz schwer werden“, jedoch kann nicht im Umkehrverfahren vom Symptom auf eine bestimmte Konfliktlage geschlossen werden.

Im vorurteilsfreien Gespräch erst entfaltet sich die jeweilige und individuelle Bedeutung. Und die Symbolik – eingeengt im Symptom – kann im günstigen Fall ihre leidvolle Bedeutung verlieren – im Gebrauch der symbolschaffenden Wortsprache.

> **In der Übertragungssituation kommt es in der Psychotherapie bei psychosomatischen Krankheiten zur Aktualisierung der neurotischen Konfliktlage. Der dazugehörige Affekt ist an die Körpersymptome gebunden oder fällt – tief verdrängt – über ein Körperkorrelat auf (historische Dimension – vertikale Ebene der individuellen Beziehungserfahrung).**
>
> **Zusammengefasst ist das Besondere und potenziell Verwirrung stiftende, dass lebensgeschichtlich am eigenen Leibe (Geist-Körper-Seele-Einheit) Erfahrenes inadäquat Verarbeitetes körpersprachlich ausgedrückt wird und in Gefahr ist, auf der Körper-Ebene abgehandelt zu werden. (Behandelt wird das Symptom und nicht der kranke Mensch.)**

Diagnostisch befassen wir uns in der psychosomatischen Psychotherapie mit drei Themenbereichen (Hoffmann und Hochapfel):
1. Psychosomatosen (Folgezustände anhaltender vegetativer Spannungen),
2. Konversionsneurosen (zweiphasige Verdrängung ins Körperliche),
3. Funktionellen Syndromen.

Der Bedeutungs-Zusammenhang entsprechend dem Diagnoseschema nach Bräutigam (s. Abb. 3.2) erschließt sich in der Arzt-Patient-Zusammenarbeit: Die erlebte „Geschichte" des Patienten wirkt auf den Arzt, wird zu dessen Erleben.
- Wahrnehmung und Gespräch sind die Instrumente des Arztes für die Herausarbeitung unbewussten Konfliktmaterials bei der Untersuchung und Klärung von psychosomatischen Erkrankungen. Der Wertemaßstab des Arztes darf dabei keinen Anspruch auf allgemeine Gültigkeit haben, damit auch nicht für den Patienten. Ausschlaggebend ist das Erleben des Patienten. Dirigistische Interventionen wie auch eine missionarische Besserwisserei sind nicht nützlich.
- Auf Seiten des Patienten stehen Leidensdruck und seine Motivation, sich auf die Beziehung zum Arzt einzulassen in der Erwartung von Heilung.

– Zwischen Patient und Arzt steht als Drittes die Krankheit, deren Be-Deutung für den Patienten im Hier und Jetzt der therapeutischen Beziehung erschlossen werden soll.

Zum Phänomen von Sprache und sprachlichem Umgang zwischen Menschen gehört neben dem, was ausgedrückt wird, in welcher Weise dieses geschieht. Stimme und Gestimmtheit, Gestik schaffen Athmosphärisches. Eigenes, Eigentümliches wird – mitgeteilt – im Interaktionsraum zur gemeinsamen Sache. Zum Erschließen einer Botschaft kommen wir, indem wir uns nicht konkretistisch von ihr blenden lassen, sondern ihren Hinweischarakter auf tiefere Bedeutungszusammenhänge auf uns wirken lassen. Dafür brauchen wir genügend Zeit.

Hören mit dem dritten Ohr, schauen statt nur zu sehen, spüren und begreifen mit den untersuchenden Händen und der Bewusstheit, die mit ganzheitlichem Erfassen zum Verstehen führt, und auf diesem Wege erst die klärende und deutende Mitteilung an den Patienten ermöglicht.

Buchinger spricht in dem oben angeführten Psyche-Artikel von der Black-Box des Patienten und der Black-Box des Therapeuten und deren grundsätzlicher Nicht-Durchschaubarkeit. In der Folge dieser Idee gelte es, aus der Position des Nicht-Wissens den Kreisprozess von Impuls und Antwort zu steuern und damit dem Patienten behutsam zu dessen eigenem Nicht-Wissen bzw. Nicht-Wissen-Müssen zu verhelfen. Kühn wirft er die Frage auf, wie es wäre, wenn man versuchen würde, die Aufgabe des psychosomatischen Mediziners im Auflösen von Wissen zu sehen, von krankmachendem, *vermeintlichen* Wissen.

Die Arzt-Patient-Begegnung ist vergleichbar mit der humorigen Situation in folgender kleinen Geschichte: Ein Spaziergänger kommt spät abends an einer erleuchteten Straßenlaterne vorbei, unter der ein Mann auf seinen Knien rutschend etwas zu suchen scheint. Der Spaziergänger schaut sich das Tun neugierig an und fragt den Suchenden schließlich, was er denn verloren habe. Die Antwort lautet: „Meinen Haustürschlüssel.“ Was jetzt kommt, ist für unser Thema der Gesprächsführung interessant: Der Spaziergänger gibt sich mit dieser Antwort nämlich nicht zufrieden, er fragt weiter, und seine Frage klingt „etwas daneben“, als ob es noch etwas gäbe, als seinen Augen zu trauen: „Wo haben Sie ihn denn verloren?" Der Suchende deutet mit der Hand auf ein entfernteres Umfeld. Unser Spaziergänger ist verblüfft, anstatt sich aber abzuwenden – „Der Kerl spinnt.", oder „Der ist wohl betrunken." – fragt er weiter: „Ja, warum suchen Sie denn dann hier und nicht dort, wo Sie ihn verloren haben?" Nun scheint der andere verblüfft, für ihn ist alles klar, und er antwortet: „Hier ist es hell. Wie kann ich denn dort suchen, da ist doch alles dunkel."

Wie in dieser kleinen Geschichte können wir im Umgang mit dem Patienten, sofern wir uns nicht im Anspruch des Alles-schon-wissen-müssens festlegen, Verblüffendes, in sich schlüssig eher Kurzschlüssiges wahrnehmen und durch unser Nachfragen dem Patienten vermitteln, dass sein Erleben von Wirklichkeit nicht schon unumstößliche Wahrheit ist und – vor allem – bleiben muss. In seinem Darüber-Nachdenken hat er die Chance, die Ebene der Abwehrvorgänge, damit auch die Ebene der Symptomatik – des Augenfälligen – zu verlassen und Kontakt zu dem inneren Ort zu bekommen, in dem das im Dunkeln ruht oder rumort, was am lebendigen Einbringen in Beziehungen gehindert wurde – nicht gefragt, unerwünscht, nicht bestätigt.

Die Einstiegspforte ist, was der Patient anbietet, seine Klagen seine Symptomatik. Unser Be-Fragen stellt diese Ebene nicht infrage. Indem der Patient uns auf unsere neben oder hinter seiner Wahrheit liegenden Fragen antwortet, antwortet er aus dem Bereich seiner kreativen Umgangsmöglichkeit.

> **Eine potenzielle Gefahr ist die Verkennung von Symptomatik im Hinblick auf ihre persönlichkeitserhaltende Funktion im Falle einer beginnenden Psychose. Diese bedarf eines anderen Konzepts im therapeutischen Vorgehen.**

Die Symptomatik, die Krankheit, hat für den Patienten eine/seine Bedeutung. Bedeutungen sind im so genannten Normalfall verknüpft mit Vorstellungen, inneren Bildern, Gefühlen. Im Bewusstsein des Patienten kann die Verknüpfung fehlen oder aber einem Gesprächspartner magisch-bizarr erscheinen, innere Bilder können ausgeblendet sein, ebenso der Affekt. Wahrgenommen werden die physiologisch-körperlichen Begleiterscheinungen der Affekte (s. oben). Der Körper spricht („weiter"), wo der Patient aufgehört hat zu sprechen.

Der Wunsch des Patienten – sein Begehren – (seine Affektivität) kann offenbar eben nicht anders als über den Körper ausgedrückt bzw. symbolisiert werden – wir sprechen von Körpersprache.

Wahrgenommen werden dann z.B. die feuchten Hände, die Angst ist dem Erleben nicht zugänglich. So lässt sich über feuchte Hände sprechen, vielleicht sogar ein Mittel verordnen, während die Angst – dem Dialog entzogen – unerkannt weiter wirksam bleiben kann.

Insofern ist es im Umgang mit dem Patienten unempathisch,
– die Symptomatik zu bagatellisieren,
– durch den Hinweis auf anderes, was vergleichsweise schlimmer sein könnte, entlastend wirken zu wollen,
– eigene traumatische Erfahrungen in Verbindung mit eigenen Bewältigungsstrategien mitzuteilen.

Alles dies führt weg vom Patienten und seinem Erleben. Auch ein „gut gemeinter" vorschneller Trost kann distanzvergrößernd wirken, den Patienten darin bestärken, dass er nicht verstanden werden kann. In jedem Fall steckt darin ein kontraproduktiver Aspekt, der aus der förderlichen Partner-Beziehung eine ungleichgewichtige macht, wie sie in Eltern-Kind-Konstellationen zu finden ist. Das soll nicht heißen, dass tröstlich wirkendes nicht seinen Platz hätte. Der empathische Arzt wird den Wunsch des Patienten spüren und auf diesen – wie auch immer – verantwortlich antworten.

Michael Balint spricht in seinen Schriften von der „Ebene der Grundstörung", die sich z.B. schweigend, brütend, voll unaussprechlich Drückendem (sprachlich leer) ausdrückt und entwicklungsgeschichtlich aus der Zeit stammt, in der Wortsprache eben noch nicht zur Verfügung stand. Und er spricht von der primären Liebe – der bedingungslosen Akzeptanz – die der Hilfesuchende mit seiner defizitären Erfahrung als eine neue Erfahrung braucht, die weitere Entwicklung ermöglicht.

In „Erfahrungsberichte niedergelassener Ärzte einer Balintgruppe" (Drees et al. 1981) wird anhand von Fällen deutlich, welchen Schwierigkeiten und möglichen Fallstricken die Arzt-Patient-Begegnung und -Beziehung ausgesetzt ist und wie die Arbeit in

Balint-Gruppen solche Verhakungen lockern und lösen helfen kann.

Der Patient kann in der Folge kränkende und krankmachende Beziehungserfahrung mit ihrer Wiederholungstendenz korrigieren. Schwierigkeiten und Fallstricke, die die bedingungslose Akzeptanz und damit den angestrebten therapeutischen Prozess tendenziell blockieren, können als Widerstand auf dem Hintergrund möglicher auch wechselseitiger Nähe/Distanz-Probleme (Patient *und* Arzt betreffend) in der Gruppenarbeit aufgedeckt werden und den Prozess in der Arzt-Patient-Beziehung wieder in Gang bringen.

Dass das therapeutische Ziel sich nicht darin erschöpft, Symptome zum Verschwinden zu bringen, sondern verborgene Motive für die jeweilige Symptomatik zu entschlüsseln versucht, ist schon gesagt worden. Darüber hinaus soll an die Möglichkeit erinnert werden, dass Symptome persönlichkeitserhaltende Funktion haben können, und dass der so genannte Krankheitsgewinn z.B. im Falle einer narzisstischen Persönlichkeitsstörung nicht zu früh in Frage gestellt werden darf.

Für den im psychosomatischen Bereich tätigen Arzt und Therapeuten ist neben der Kenntnis der Schriften von Balint mit seinem Konzept der Grundstörung auch hilfreich und sinnvoll die Kenntnis des narzisstischen Entwicklungsmodells nach Kernberg. Es findet Entsprechung in der modernen Säuglingsforschung (Stern).

3.4 Leitlinien für das Gespräch mit psychosomatisch Kranken

Die psychotherapeutisch angeleitete Gesprächsführung (Abb. 3.1) will:
- die Innenschau des Patienten anregen,
- emotional getragene Einsichten in die psychosomatischen Zusammenhänge eines Krankheitsgeschehens vermitteln und
- die Bedeutung krankmachender Konflikte dem Patienten erhellen helfen.

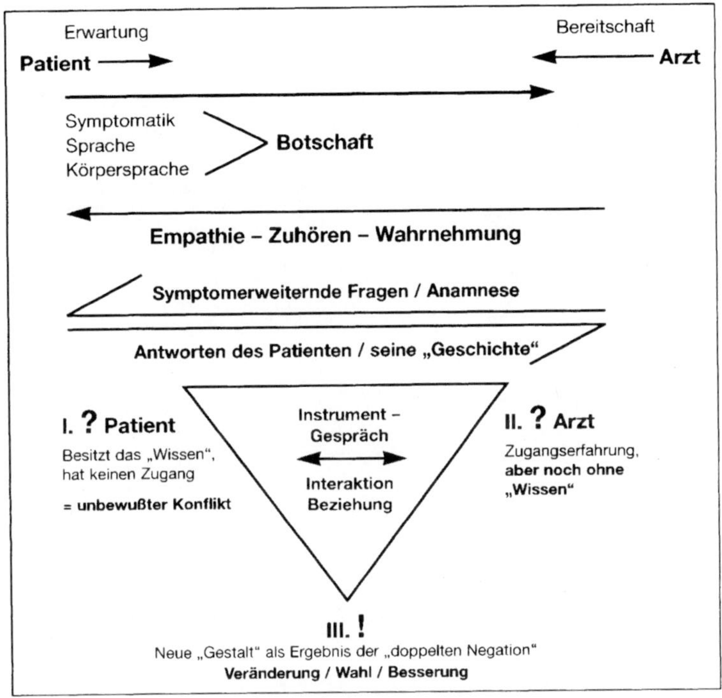

Abb. 3.1. Schema der therapeutischen Gesprächssituation (Wetzig-Würth)

Des Weiteren dient das Gespräch der Klärung folgender Themen:
- Es soll mit Hilfe des geschilderten Beschwerdebildes, der Symptomatik und der Erhebung der um die Psychogenese erweiterten Anamnese eine ganzheitliche Diagnose (klinisch-symptomatisch, dynamisch-strukturell, sozial) gestellt werden (Abb. 3.2).
- Es geht um die Frage, ob mit Hilfe psychotherapeutischer Verfahren die diagnostizierte Krankheit beeinflusst werden kann (prognostisches Ziel, Indikation).
- Es geht um das Ziel eines tragfähigen Arbeitsbündnisses zwischen Arzt und Patient (Ich-Funktionen, gesunde Anteile, Bewältigungsstrategien, Fähigkeit zur Realitätsprüfung, Frust-

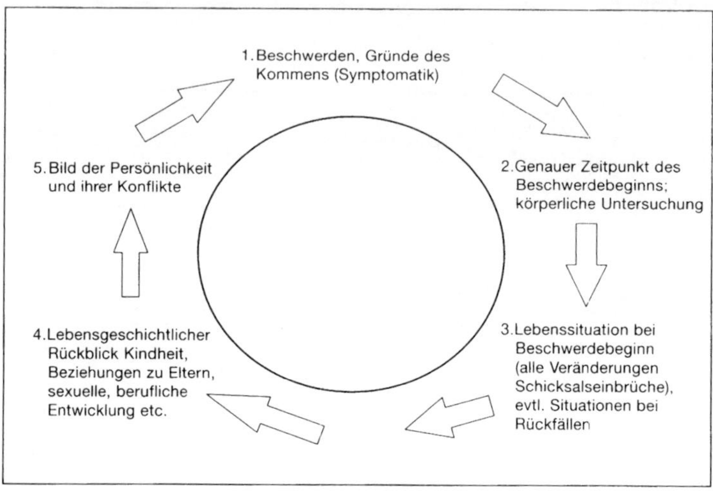

Abb. 3.2. Diagnose-Schema nach Bräutigam (1973)

rations- und Spannungstoleranz, Fähigkeit zur therapeutischen Ich-Spaltung; Klußmann).

Die Gesprächsführung – und damit die Beziehungsgestaltung – sollte sich zwar an erprobte Regeln und Leitlinien halten, jedoch keineswegs als zwanghaft durchzuführende Methode. Es gelten selbstverständlich die allgemeinen Regeln der Kommunikation (mit ihrem Inhalts- und emotionalen Beziehungsaspekt).

Wenn ich als Arzt davon ausgehe, dass ich in Bezug auf einen Patienten („diesen bestimmten hier und jetzt") keineswegs im Zustand des Wissens bin, dann werde ich erst einmal „offen" sein für diesen Menschen und das, was ich von ihm erfahre. Meine Erwartung ist, dass meine Offenheit, mein Interesse, das ich sprachlich, gestisch, mimisch bekunde, vom Patienten als Akzeptanz erlebt wird. Das Gefühl der Akzeptanz wird sich vertiefen, wenn der Patient erlebt, dass ich ihm genügend Zeit widme, mich nicht durch anderweitiges stören lasse, ihm mit dem Ziel des gemeinsamen Verstehens ungeteilte Aufmerksamkeit schenke.

Wir sprechen von Empathie auf Seiten des Arztes und verstehen darunter ein auf den Patienten ausgerichtetes einfühlendes Verstehen mit Aufmerksamkeit, Geduld, Anteilnahme, Höflichkeit und Wertschätzung und einer Haltung der Ruhe, der Sicherheit und Echtheit.

Empathie ist also nicht gleichzusetzen mit Sympathie.

Mit Hilfe von Empathie (die nicht schon als Therapie zu verstehen ist, sondern lediglich eine Bedingung für einen möglichen günstigen Therapieverlauf darstellt) und mit Hilfe „gleichmäßiger" – auch „schwebender" – Aufmerksamkeit kann ich in der Regel nicht nur etwas über die Krankheit, sondern über die Krankheit etwas von dem Patienten erfahren. Das „Hören mit dem dritten Ohr" (Reik) schließt das gefühlsmäßige Erfassen von Gestimmtheit, Emotionalität, Affektivität mit ein und öffnet damit eine tiefere Dimension als das Sehen, das dazu neigt, schnell zu erfassen und auf das Schauen zu verzichten.

Wir erinnern uns auch für die Psychosomatik an die generellen Leitlinien für das Gespräch in der Psychotherapie. In nahezu allen Lehrbüchern zu Psychotherapie und Psychosomatik (hier in Anlehnung an Heigl-Evers) werden einhellig folgende Kriterien aufgeführt:

- Günstig und förderlich im Sinne des Arbeitsbündnisses ist es, wenn der Arzt das Gespräch mit einer allgemein gehaltenen Frage eröffnet („Was führt Sie zu mir?").
- Es ist sinnvoll, mehr offene als geschlossene Fragen zu stellen.
- Man sollte sich nicht durch einseitige Symptomorientierung verleiten lassen.
- Es ist vertrauenerweckend, erst zuzuhören, bevor Fragen gestellt werden (Geduld).
- Fachausdrücke, Schlagwörter, Wertungen sollten vermieden werden.
- Eine Tendenz zum Monologisieren kann in ein Gespräch überführt werden.
- Günstig wirkt die Ruhe und Sicherheit vermittelnde Person des Untersuchers (auch Ausschluss von Störungen durch Telefon und Praxispersonal).
- Es ist förderlich, die im Gespräch auftretenden Gefühlsregungen (Gegenübertragung) genau zu beachten.

- Für das Auftreten von Gefühlen des Patienten wird genügend Zeit benötigt. Behutsames Nachfragen und Bestätigen ist sinnvoll. (Der Patient spürt, dass der Arzt versteht oder verstehen will.)
- Man sollte strukturieren, aber nicht einengen: Fragen nach dem Verständnis sind notwendig, eventuell wichtige Punkte können noch einmal zusammengefasst werden.

Ähnliche Gesprächsführungsregeln kennen wir aus der so genannten Klassischen Psychotherapie (s. Kapitel 1).

Zusammengefasst geht es interpersonell – interaktionell – um folgende Aufgabenstellungen:

- Anregung der Mitteilungsbereitschaft auf Seiten des Patienten – Minimalstrukturierung.
- Aktives Zuhören, eher wenig sprechen auf Seiten des Arztes – schwebende Aufmerksamkeit: Was teilt der Patient mit? Was sagt sein Gefühl dazu? Worum geht es „wirklich"?
- Mit Hilfe von Empathie Emotionalität – auch das „Fehlende" – ansprechen.
- Offene Fragen stellen, die zum Erzählen – Erwidern – anregen, nicht kurz mit „Ja" oder „Nein" beantwortet werden. – Freie Assoziationen anregen.
- Fokussieren auf das Erleben, d.h. auch den emotionalen Bedeutungsgehalt.
- Fördern von Einsicht in Zusammenhänge unbewusster Verknüpfungen (Kollusionen).
- Empathische Handhabung von Bestätigung und Weglassen von Bestätigung.
- Bewältigungsmöglichkeiten ansprechen und Hoffnung vermitteln ohne Versprechungen.

Der letzte Punkt in der Auflistung zeigt, dass das Gespräch im Bereich der Psychosomatik gegenüber dem Vorgehen in der analytisch orientierten Psychotherapie unter einem zusätzlichen Gesichtspunkt mit etwas verschobenem Schwerpunkt zu sehen ist. Zu Recht weist Fürstenau darauf hin, dass es in Beziehungen nicht nur um Gefühle geht, sondern um Strukturen, auf die gefühlsmäßig reagiert wird. In Beziehungen gibt es Aufgabenstellungen, die zum einen bewältigt werden, vor denen zum andern zurückgeschreckt werden kann oder bei denen Menschen versagen.

In der Übertragung-Gegenübertragung hat es der Therapeut zunächst oft mit dem Gefühl des Patienten zu tun, dass es keine Möglichkeit gäbe. Alles was ist, ist alles, darüber hinaus gäbe es nichts. Dieses Sackgassengefühl, das sich gleichermaßen lähmend für den Patienten auswirkt und tendenziell auf den Therapeuten ausdehnt, lässt außer acht, dass der Patient auch über Bewältigungsmöglichkeiten verfügt, die er jetzt nicht wahrnehmen kann, die aber vorhanden sind und angestoßen werden können, wenn sie angesprochen werden. Die Fragen bzw. Interventionen richten sich – mit anderen Worten – zunächst an die kreativen Ressourcen des Patienten, die seinem Erleben z.Z. nicht zugänglich sind. Dieses Vorgehen ist generell zu empfehlen im Falle früher, d.h. defizitärer, struktureller Ich-Störungen.

Wurmser (Lindau 1998) spricht von der Macht der Symbolisierung und meint, es gelte, eine Sprache zu finden, Wortsymbole, die globale Affekte binden können. Er empfiehlt, für die Therapie schwerer, früher Störungen folgende 12 Punkte zu beachten:

1. Geduldiges Anhören der Traumatisierungen (Wiedererleben und kathartische Entladung schwerer Affekte im therapeutischen Dialog). Der therapeutische Dialog fördert die Beziehung nach dem Prinzip: (Mit-)Geteiltes Leid ist halbes Leid – (mit-)geteilte Freude ist doppelte Freude.
2. Hinter der Angst vor intensiven Affekten steht der Abwehrmechanismus der Identifizierung mit dem Aggressor. Vor dem Ansprechen der Aggression (oder der Sexualität) soll daher die Angst vor der Aggression, der Sexualität angesprochen werden.
3. Im Dialog gilt es, die Abwehr-Verläufe zu beobachten.
4. Vorsichtiger Umgang mit der Deutung der Übertragung insbesondere der Triebaspekte: Patienten mit defizitärer Struktur fühlen sich missverstanden, was – wenn dieses wiederum als Widerstand gedeutet würde – einen schädlichen Teufelskreis in Gang hielte.
5. Im Bezug auf überwältigende Affekte hat deren Benennung und die Wiederherstellung der Sinnzusammenhänge Vorrang (Klarifizierung).
6. Bei der Überich-Analyse (Einsicht in die Irrationalität und die niedermachende Funktion des „inneren Richters“) gilt die Beachtung der Affekte im Hin und Her zwischen Loyalitäten.

7. Der Abwehrmechanismus der Verleugnung gilt als Versuch, mit der Traumatisierung fertig zu werden. Entscheidend im therapeutischen Dialog ist die Anerkennung der Traumata, das Besinnen auf die Wirklichkeit und das Konfliktverstehen. Der Realitätsverkennung gilt die Frage, woher die Verleugnung kommt (eine mögliche Quelle: die verhüllte Scham).

8. Vor der Hintergrundsannahme, dass die Traumata nicht ganz gelöscht, die Affekte nicht vollständig aufgehoben werden können, ist das Ziel der komplementäre Umgang. Auch Spaltungsphänomene in Phantasien gilt es, ernst zu nehmen, als Wechsel-Spiel aufzugreifen und im Dienste der Synthese in Worte zu fassen.

9. Vermeiden jedweder Rigidität im dialogischen Vorgehen, die die Wiederholung der Verdinglichung zur Folge hätte und die Angst vor erneuter Seelenblindheit belebte.

10. Ohne innere Anteilnahme des Therapeuten geht es nicht. Wirksam sind dabei die Achtung für das eigene Selbst und für das Selbst des Anderen.

11. Im Hin und Her von emotionaler Spontaneität und taktvollem Aufweisen der Zusammenhänge, vor dem Hintergrund von Empathie und Verstehen der inneren Zusammenhänge also, kann es gelingen, den Teufelskreis des Patienten aufzubrechen (Klarifizieren und taktvolles Deuten).

12. Patient und Therapeut finden in der gemeinsamen Neugier unter der Annahme einer objektiven Wahrheit zusammen.

Weiterführende Literatur

Balint, M. (1997). *Therapeutische Aspekte der Regression*. Reinbek: Rowohlt.

Balint, M. (1996). *Der Arzt – sein Patient und die Krankheit*. Stuttgart: Klett-Cotta.

Beck, D. (1981). *Krankheit als Selbstheilung*. Frankfurt a. Main: Insel.

Benedetti, G. & Rauchfleisch U. (1990). *Welt der Symbole*. Göttingen: Vandenhoeck.

Bräutigam, W., Cristan, P. & von Rad, M. (1997). *Psychosomatische Medizin*. Stuttgart: Thieme.

Buchinger, K. (1998). Psychosomatik und klassische Medizin. *Psyche, 52*: 572–597.

Deter, H. C. (1996). *Angewandte Psychosomatk.* Stuttgart: Thieme.

Drees, A. et al. (1981). *Erfahrungsberichte niedergelassener Ärzte einer Balintgruppe. Materialien zur Psychoanalyse und analytisch orientierten Psychotherapie* (VII, Heft 4). Göttingen: Vandenhoeck u. Ruprecht.

Heigl-Evers, A., Heigl, F. S., Ott, J. & Rüger, J. (1997). *Lehrbuch der Psychotherapie.* Stuttgart: Fischer.

Hoffmann, S. O. (Hrsg.) (1983). *Deutung und Beziehung.* Frankfurt a. Main: Fischer.

Hoffmann, S.O. & Hochapfel, G. (1995). *Neurosenlehre, Psychotherapeutische und Psychosomatische Medizin.* Stuttgart: Schattauer.

Klußmann, R. (1996). *Psychosomatische Medizin.* Berlin: Springer.

Küchenhoff, J. (1992). *Körper und Sprache.* Heidelberg: Asanger.

Overbeck, G. u. A. (1997). *Seelischer Konflikt – körperliches Leiden.* Eschborn: Klotz.

Rudolf, G. & Henningsen, P. (1998). *Somatoforme Störungen.* Stuttgart: Schattauer.

Seidler, G. H. (1996). *Hysterie heute.* Stuttgart: Enke.

Uexküll, T., von (1995). *Psychosomatische Medizin.* München: Urban u. Schwarzenberg.

Wesiack, W. (1984). *Grundzüge der psychosomatischen Medizin.* München: Beck.

Wurmser, L. (1997). *Die Maske der Scham.* Berlin: Springer.

Wurmser, L. (1998). *Das Rätsel des Masochismus.* Berlin: Springer.

4 Psychosomatik im ärztlichen Alltag: Zuhören, sprechen, verstehen

B. Luban-Plozza

Nach einem Vortrag im Institut für Psychotherapie in Braunschweig anhand des Manuskripts überarbeitet von P. Müller.

Können wir hören, was der Patient sagen will, aber nicht kann? Können wir spüren, was ihn eigentlich leiden lässt – hinter dem körperlichen Symptom? Können wir mit ihm zusammen herausfinden, was er bräuchte, um besser leben zu können?

Das sind die zentralen Fragen im Umgang mit psychosomatisch Kranken, die in der Regel zuerst und am häufigsten zum Allgemeinarzt gehen und dort ihren Körper als Adressaten der Aufmerksamkeit des Arztes anbieten. Oft wissen sie selbst nicht, was hinter einem körperlichen Symptom verborgen ist, woran es ihnen „mangelt", sie hoffen aber, es gemeinsam mit dem Arzt herausfinden zu können. Insofern betrachten die Patienten ihren Arzt als „Vertrauensarzt" und als Dolmetscher für die Körpersprache der noch sprachlosen Seele.

Wenn dann der Arzt nur den Körper betrachtet und technisch untersucht, ohne hinzuhören, wird er viele Einzelheiten finden, aber nicht viel wissen. Viele Befunde führen dann zu vielen therapeutischen Ratschlägen, aber viel geholfen ist noch nicht.

Fallbeispiel.   Eine 30-jährige Frau mit Schwindel und Kreislaufbeschwerden konnte nach zweijähriger „Patientenkarriere" (ein unglücklicher Fachausdruck) auf mindestens ein Dutzend Diagnosen zurückblicken. Sie waren so verschieden wie die medizinischen Fachgebiete, deren Vertreter sie um Rat fragte. Man verordnete ihr Medikamente mit acht unterschiedlichen Wirkmustern, gab ihr widersprüchliche Empfehlungen (z.B. von „körperlicher Schonung" bis zu „viel Sport") und blockierte durch massive medikamentöse Behandlung ihrer leichten Beschwerden die Selbsthilfekräfte.

Vielen Patienten mit ganz verschiedenen Symptomen geht es ähnlich wie dieser Frau. Mehrere chronisch Leidende haben eine große Zahl teurer und teilweise belastender Untersuchungen und Behandlungen hinter sich, ehe man vielleicht auch einmal an krankmachende seelische Faktoren denkt. Im Mittel vergehen 7 Jahre der psychosomatischen Erkrankung vor der richtigen Diagnostik und Therapie.

Diese Patienten, die lange von Arzt zu Arzt wandern, ohne dass ihnen geholfen wird, sind Opfer des „real existierenden Dualismus" unserer medizinischen Versorgung, ein Wort, das Thore von Uexküll prägte, der Nestor der deutschen Psychosomatik. Wir haben, so meint er, eine Medizin für Körper ohne Seelen und eine für Seelen ohne Körper. Beide werden dem kranken Menschen nicht gerecht, der ja nicht einen Körper und eine Seele „hat", sondern ein Leib-Seele-Kontinuum „ist".

Ein sehr häufiger Nebeneffekt der einseitigen Suche nach organischen Leiden und der Vernachlässigung der seelischen Seite ist die Somatisierung. Wir verstehen darunter den Prozess, in dessen Verlauf der Patient die Überzeugung gewinnt, dass hinter allen Beschwerden und Symptomen ein verborgener organischer Kern stecken muss. Hans Strotzka schreibt dazu:

> Die dann angewandten organischen Behandlungsmethoden können zwar auf der Basis von suggestiven Einflüssen manchmal wirksam sein, versagen aber doch in der Regel, besonders auf längere Sicht. Sie bedingen ein Wandern von Arzt zu Arzt oder zum Kurpfuscher im Sinne des „Ulysses-Syndroms".

Man spricht dann auch von der „Ärzte-Odyssee", oder vom „Doktor-Shopping".

Der Arzt muss den Zusammenhang zwischen Leib und Seele gemeinsam mit dem Patienten sehen lernen.

Neben medizinischem Wissen und sorgfältiger körperlicher Untersuchung müssen wir dabei zuhören und hinschauen und hinfühlen, was der ganze Mensch uns mit Worten, mit dem Tonfall, mit der Mimik und der Gestik sagt. Das betrifft insbesondere die Hände, sowohl beim Patienten als auch beim Arzt. Wir müssen hinschauen, wie der Patient bei der Beschwerdeschilderung seine

Hände zur Mitteilung zu Hilfe nimmt. Und wir müssen bedenken, dass unsere Hände bei der körperlichen Untersuchung etwas mitteilen, wortlose Untersuchungstechnik oder „hinfühlendes Fragen".

Es kann dann heißen: „Die Hand ist das Werkzeug meiner Seele." Das eigentliche Bewegungsorgan des Menschen ist die Hand, das Organ der tastenden Gestalterfassung und Gestaltbildung. Wir „denken" oft mit den Händen, wenn der Arzt palpiert, aber auch wenn wir „umsichtig" ein beispielsweise kristallenes Glas anfassen oder hinstellen, wenn wir schreiben oder zeichnen, wenn wir Klavier spielen, ja schon, wenn wir den Mitmenschen die Hand reichen. Durch dieses Handwerkliche kommt dann manchmal ein Dialog zustande, besonders während der Untersuchung durch den Arzt. Hand und Wort können dann ineinander übergehen. Die Hand kann dann erfühlen und das Wort verdeutlichen. Hier kann der Dialog in der Beziehung zwischen Patient und Arzt beginnen, einen lebendigen zwischenmenschlichen Austausch in Gang setzen, sogar oder gerade bei der körperlichen Untersuchung.

Fallbeispiel.   Eine 48-jährige Patientin wurde uns von einem Dermatologen mit einer kosmetisch störenden Rötung im Gesicht zugewiesen. Es war zu sehen, wie man manchmal blitzschnell von einem scheinbar im Vordergrund stehenden körperlichen Symptom auf die wahren Probleme kommen kann. Bei der Untersuchung (Im Zentrum der Psychosomatik muss immer die Behandlung stehen, die Untersuchung mit der Hand des Arztes.) stellte der Untersucher eine Verspannung im Rücken fest. Darauf angesprochen, bricht es aus der Frau heraus: „Herr Doktor, mir fehlt das Leben, alles ist verkrampft."

Der Körper des Kranken wird gewissermaßen zum „Schüttelbecher" der Angst (oder sogar zum „Abfalleimer") und entwickelt eine eigene „Körpersprache". Mittels dieser Sprache versuchen die Patienten, ihre Symptome so lange zu verstärken, bis wir sie endlich hören. Wir müssen frühzeitig die Fähigkeit entwickeln, mit dem „dritten Ohr" zu hören oder mit dem „dritten Auge" zu sehen. Als Ärzte werden wir nämlich zu stark als Detektive und zu wenig als Dolmetscher ausgebildet.

Tierärzte haben es leichter. Die werden wenigstens nicht durch Äußerungen ihrer Patienten irregeführt.

So lamentierte einer der Pioniere der neuzeitlichen Medizin,
Louis Pasteur.

Auch ein Beispiel: Die abgewetzten Stühle im Wartezimmer ihrer
Praxis hatten die Herzspezialisten Friedman und Roseman z.B. auf
die Spur eines neuen Risikofaktors für Koronarkrankheiten geführt. Als diese Stühle neu bezogen werden sollten, wies der Pol-
sterer darauf hin, dass eigentlich nur die vordere Sitzkante abge-
nützt und zerschlissen war. Offensichtlich hatten sich die Patienten
nie richtig hingesetzt, schienen selbst beim Arztbesuch beständig
auf dem Sprung gewesen zu sein. Ungeduldig und angespannt
müssen sie auf der Sitzkante herumgerutscht sein. Es sind nicht
nur die klassischen Risiken – Übergewicht, Hypertonie, Rauchen,
Erbfaktoren, Veränderungen des Lipidstoffwechsels und geringe
Glukosetoleranz –, die zu Erkrankungen führen können. Auch ein
bestimmtes, allgemeines Verhalten, eine bestimmte Persönlichkeit
scheint für die betroffenen Menschen charakteristisch zu sein: das
so genannte „Typ-A-Verhalten". Roseman (1968) beschreibt es als
ungeduldig und impulsiv, gespannt und zwanghaft, gekennzeich-
net durch geistige und psychische Beweglichkeit, hastige Lebens-
weise, Streben nach Erfolg und sozialer Anerkennung.

Danach kann man mit der Konfliktsuche beginnen, in erster
Linie hinsichtlich übernommener Überich-Forderungen, im beruflichen Umfeld und bei zwischenmenschlichen Beziehungen.

Schon beim Schnupfen kann beim Betroffenen und seinen Nächsten der Verdacht auf tiefere Zusammenhänge entstehen. Die An-
gina des Pfarrers am Ende der Ferien will ebenfalls etwas bedeuten: Eigentlich möchte er am nächsten Sonntag – und viele weitere
Sonntage – nicht mehr predigen. Und der Hexenschuss kann nicht
einfach projektiv veräußerlicht werden, der Getroffene muss auch

davon ausgehen, dass er sich selbst angeschossen hat. Durchfall, häufig Folge psychovegetativer Auswirkungen von Angstzuständen, lässt sich auch als Wunsch des Kranken verdeutlichen zu warten, bis anstehende Probleme „sich von selbst gelöst haben". Wer sich mit den Folgen eines Augenleidens auseinanderzusetzen hat, muss sich auch fragen, ob er zu wenig oder zu viel geweint hat, zu viel oder zu wenig „wahrgenommen" hat.

Manchmal kann man dann auch darauf stoßen, dass Kranksein auch gesund sein kann. Dieter Beck sagte dazu:

> Krankheit kann eine kreative Leistung des menschlichen Körpers sein, die wie ein Kunstwerk anzusehen und zu würdigen ist. Körperliche Krankheiten stellen oft den Versuch dar, eine seelische Verletzung auszugleichen, einen inneren Verlust zu reparieren oder einen unbewussten Konflikt zu lösen. *Körperliches Leiden* ist oft ein *seelischer Selbstheilungsversuch*.

Gelegentlich kann bei der Symptomauflösung die das Symptom unterhaltende Psychodynamik erfasst werden. So berichtete eine Patientin von Frau Professor Rechenberger voller Stolz, dass sie sich nur ganz wenige Prurigopapeln für den „seelischen Notfall" konserviere.

In der *Familie* entwickeln sich die ersten zwischenmenschlichen Beziehungen. Auch eine Familie kann als „Risikofaktor" wirken. Der „Elternberuf", obwohl er der schwierigste ist, wird ohne jede „Ausbildung" ausgeübt. Das „Symptomkind" als eigentlicher und vielleicht gesunder Vertreter der kranken Familie entspricht einem Appell, die innerfamiliären Verhältnisse zu verstehen. Das häufige Auftreten von somatischen Erkrankungen bei den Kindern kann ebenfalls auf gestörte Interaktionen hinweisen. Es geht aber nicht darum, den oder die „Schuldigen" zu finden. Frühe Schäden, deren Ursache in einer Entfremdung von natürlichen Beziehungsimpulsen liegt, führen bekanntermaßen zu Formen von „psychischer Anästhesie". Der Beziehungsaspekt in der Therapie charakterisiert dann das therapeutische Klima der früheren Familie. Der Therapeut wird dabei eigentlich zum Übersetzer der verschlüsselten Mitteilungen, die dem Familienunbehagen entsprechen. Er soll nach der Übersetzung den Dialog ermöglichen. In einer solchen Art von doppeltem Dialog sucht er einen gemeinsamen Code emotionaler Gesten für und mit dem Patienten.

Das Familiengespräch. Kann eine Familie erkrankt sein, in einer Medizin, die auf Individuen ausgerichtet ist? Anhand der Typisierung nach Stierlin und Richter antwortet Ritschel vorsichtig:

> Ja, sie kann als Verbund erkranken. Wir sprechen dabei von der gebundenen Familie, die nur auf sich selbst fixiert ist. In der gespaltenen Familie dreht sich alles um einen Elternteil."

Bei Richter sind es angstneurotische Familien, die eine „Sanatoriumssituation" arrangieren, paranoide Familien mit „Festungscharakter" und hysterische Familien mit einer dramatisch anmutenden Rollenverteilung.

Eine plakative Terminologie in Begriffen wie „schwarzes Schaf", „Symptomträger" oder „Opfer-Täter-Beziehung" ist nach Ritschel vorläufig deshalb sinnvoll, weil damit ein erster diagnostischer Zugang zum familiären Umfeld erleichtert wird. Dabei müssen vor allem Essstörungen, Asthma, Erkrankungen der Atemwege und des Magen-Darm-Traktes sowie Migräne im psychosozialen Kontext gesehen werden. Wir verweisen bei der praktischen Umsetzung der gültigen Theorien auf das Gleichzeitigkeitsprinzip. Wir sollten während der körperlichen Untersuchung bereits eine Familienanamnese im Sinne der Simultandiagnostik erheben, Ritschel empfiehlt darüber hinaus die Erstellung eines „Familiogramms", mit Hilfe dessen familiäre Zusammenhänge festgehalten werden. So ergibt sich außerdem ein Anknüpfungspunkt für die therapeutische Beziehung.

Der tiefenpsychologische Aspekt. Hinter der psychosomatischen Symptomatik sind oft unbewusste Konflikte mit wichtigen früheren Bezugspersonen bzw. ihren verinnerlichten Botschaften verborgen. Diese werden dann in einer spezifischen Konfliktsituation des gegenwärtigen Lebens wiederholt oder reaktiviert. Insofern verlangt die Beschäftigung mit psychosomatischen Erkrankungen ein tiefenpsychologisches Verständnis.

In der Arzt-Patienten-Beziehung werden frühere Beziehungsstörungen des Patienten und seine Reaktionen darauf oft wieder deutlich und bieten Anhaltspunkte für die tiefenpsychologische Psychotherapie. So kann der Patient sich als sprachloses Opfer schmerzhafter Pein fühlen und dem Arzt die Initiative überlassen. Oder er klagt laut und deutlich und teilt damit aktiver mit, dass ihm Unrecht geschah, dass er sich wehrt, nur den Ausweg nicht findet.

> **Die ersten 5 Minuten des Gesprächs sind wichtig und geben entscheidende Hinweise.**

Gleich beim ersten Kontakt zwischen Patient und Arzt können die Weichen falsch gestellt werden. Mit ärztlicher Autorität kann der Kranke durch immer neue Untersuchungen und Behandlungen darin bestärkt werden, seine psychischen Probleme auf den Körper zu verlagern und die Verantwortung für seine Beschwerden an den Arzt zu delegieren – der damit ungewollt „Beihelfer zur Krankheit" statt Helfer zur Gesundheit werden kann.

> **Die Arzt-Patienten-Beziehung ist eine wichtige Ebene, auf der diagnostiziert, aber auch die Therapie begonnen wird.**

Wenn wir die Arzt-Patienten-Beziehung als Angebot des Kranken an seinen Arzt und als Gegenangebot des Arztes an seinen Patienten formulieren, so ist darin bereits ein Verständnis für Symptom und Krankheit enthalten. Die Bedeutung der emotionalen Beziehung des Arztes zum Patienten kommt im Bündnis zwischen Arzt und Patient, in der Allianz, zum Ausdruck. Dann heißt es nicht mehr: „Was hat dieser Kranke?", ebenso wenig: „Was fehlt diesem Menschen?", sondern vielmehr: „Was ist in diesem Menschen noch potenziell zu entfalten?" Die Suche nach der Ursache der „Hemmung" ist wohl wichtig zum Verständnis, die Therapie kann dabei aber nicht stehen bleiben, sondern muss prospektive Entwicklungsmöglichkeiten berücksichtigen. Ähnliche Aspekte gewinnen auch außerhalb der Psychosomatik in der allgemeinen analytischen Psychotherapie an Bedeutung (s. z.B. Fürstenau, 1992).

Wenn der Patient sprechen darf, und der Arzt richtig und geduldig und mit dem „dritten Ohr" zuhört, kann schon bald die Mitteilung des Patienten entschlüsselt und verstanden werden.

Ein wesentliches Leitsymptom vieler Patienten ist der Schmerz. Der Schmerz deutet dabei oft eine Sehnsucht an. Im italienischen Sprachgebrauch ist das „Mamma-mia-Syndrom" geläufig. Damit ist eine spezifische Form des Klagens gemeint. Der Leib spricht die Sehnsucht nach der verlorenen Mutter aus, die Sehnsucht nach Zeiten, da es dem Patienten vermeintlich und tatsächlich noch besser ging. Der Therapeut darf dann nicht einfach mit dem „Dalli-dalli-Syndrom" antworten und schnell ein Rezept über ein Beruhigungsmittel ausstellen, sondern muss weiter fragen.

Beim „Tutto-fa-male-Syndrom" schmerzt der ganze Körper, der Patient zeigt auf viele Körperstellen. Hier ist es für den Therapeuten wichtig zu fragen, wo es nicht wehtut, wo freie Stellen sind, wo zuerst Entwicklungsmöglichkeiten sein könnten.

Sowohl bei der Diagnostik als auch bei der Vorbereitung und Einleitung der Therapie müssen wir den Patienten ernst nehmen, ihn an der „Übersetzungsarbeit" beteiligen und Entwicklungsmöglichkeiten auf der Beziehungsebene ebenso mit ihm erörtern, ihn an eine Perspektive seelischen Verständnisses heranführen.

In der Klinik benützen wir gerne den Begriff der so genannten „Röntgenmethode" als Hilfe für Durchblick und Erhellen. Nach der ersten Diagnostikzeit legen wir dem Patienten dieses „Bild" vor und besprechen es mit ihm. Auch im Verlaufe der Therapie können wir mit ihm zusammen eine Zwischenbilanz im Sinne einer „Röntgen-Nachkontrolle" versuchen. Durch dieses Ernstnehmen, durch diese aktive therapeutische Methode, die ich von Erich Fromm kenne, kommt etwas in Bewegung. Wir können geradezu sehen, wie sich die Widerstände des Patienten gegen die Offenlegung seiner verdrängten Impulse entfalten und verändern.

Das weckt Hoffnung beim Kranken: Wenn ich erkranke, brauche ich Heilung nicht nur von der Kunst der Experten in Weiß zu erwarten. Ich kann selbst aktiv zu meiner Gesundung etwas beitragen. Ich kann möglicherweise Erkrankung sogar durch entsprechendes Verhalten vermeiden. Dies macht Verantwortlichkeit möglich: Krankheit wird als eine Art verstanden, auf die Herausforderungen meiner Existenz zu antworten. Damit ist ein Zuwachs an Freiheit verbunden: Ich bin nicht einfach nur Gefangener meines Krankenschicksals. Ich kann dieses Schicksal aktiv beeinflussen. Das eröffnet eine neue, mehrdimensionale Sicht von Gesundheit und Krankheit, die in ihrer Differenziertheit nur begrüßt werden kann. Entscheidend ist, das Alte in einem neuen Licht zu sehen.

In diesem Hoffnung stiftenden Kontext ist der Therapeut wichtig: Einem Menschen zu begegnen, der Verständnis dafür hat, was man eigentlich möchte, und der sich offen gibt, ist so selten im Leben. Genau das ist es aber, was wir für unsere Patienten tun können, und dies ist ein gewaltiger Dienst.

> **Zuhören und Sprechen kann man lernen. Das Gelernte kann man in der Balint-Gruppe üben und zur Fertigkeit entwickeln.**

In der ärztlichen therapeutischen Arbeit unterscheiden wir:
1. die Sachebene,
2. die Informationsebene,
3. die Handlungsebene und
4. die Beziehungsebene.

Insbesondere die Beziehungsebene steht im Mittelpunkt der Aufmerksamkeit bei der Balint-Arbeit.

Wir können von einer Erfahrung ausgehen, die wahrscheinlich jeder macht, der mit einer Gruppe von Medizinstudenten in einem Anamnese- oder Interwiev-Kurs das Sprechen mit Patienten übt. Dabei wiederholt sich für die Teilnehmer der Gruppe immer wieder etwas sehr Überraschendes und Beunruhigendes: Die anfängliche Überzeugung, man müsse sich in diesem Kurs nur spezielle Techniken des Befragens aneignen, mit Patienten sprechen brauche man nicht zu üben, man könne mit allen Menschen sprechen. Diese Überzeugung weicht bald einer Betroffenheit und Verunsicherung, man stellt fest, dass Sprechen und Kommunizieren schwierig ist, wenn es offen sein soll.

Die patientenbezogene Methode will dem Arzt und auch schon dem Medizinstudenten helfen, die „Blickwendung nach innen" zu erlernen, die ihm den Abbau der eigenen Ängste in seiner Rolle als Therapeut und vor den Erwartungen des Patienten erleichtert.

Der Therapeut und seine Hinwendung zum Patienten ist dabei schon die Methode.

Wenn er dem Patienten zum besseren Leben helfen soll, muss er selbst gut leben können. Das „Vivere bene" bedeutet auch Freude am Leben, nicht Zerstreuung. Der Therapeut sollte ein aktueller Helfer mit nicht nur arbeitsbezogenem Lebensgenuss sein. Was kann er tun, um seine Sensibilität zu erhalten oder zu steigern, sein intuitives Verständnis zu pflegen, sein Einfühlungsvermögen zu mehren? Sicher nicht hektisch arbeiten. Wir müssen uns auch selbst pflegen, müssen selbst Muße haben können, bei uns selbst hinfühlen und genießen können.

> **Wenn wir psychosomatisch kranke Patienten gut behandeln wollen, müssen wir uns auch selbst gut behandeln, sonst haben wir kein Gespür dafür, was gut tut.**

Eine Maschine ist nicht fähig zu hören, zu tasten, zu fühlen. Im Zeitalter bildgebender Verfahren gibt es wertvolle Hilfen zur Diagnostik, dennoch müssen wir uns weiterhin in den Kranken und sein Leid einfühlen. Um einfühlen zu können, müssen wir mit uns selbst auch einfühlsam umgehen. Wir müssen und dürfen unser eigenes Leben gut gestalten und dabei Raum lassen für Freude. Schließlich sollten wir auch manchmal einen Schritt zurücktreten können, uns selbst auf den Arm nehmen können und uns den Humor erhalten.

Mihaly Csikszentmihalyi ist Professor für Psychologie an der Universität von Chicago. Er beobachtete eine Gruppe von Malern, Bildhauern und Tänzern, deren fast fanatische Hingabe an ihre Arbeit ihn faszinierte. Flow definierte er als die optimale Herausforderung an das Können und Wissen eines Menschen und seine Absorption durch diese Aufgabe. Nachfolgend suchte er Flow-Möglichkeiten auch im Alltag „gewöhnlicher" Menschen zu finden: Lassen sich Arbeit, Freizeit, Spiel und Kommunikation so organisieren, dass sie „an sich" Freude machen, ohne dass materielle Anreize oder die Anerkennung durch andere nötig sind?

Die Balint-Gruppe.   Wie wir im beruflichen Feld unsere Sensibilität gemeinsam mit anderen Kollegen fördern können, hat uns Michael Balint gezeigt.

Ich begegnete Michael Balint 1960 in Grono. Als ich als Allgemeinarzt meine Schwächen spürte und nicht so richtig vorwärts kam, las ich seine Bücher, und das war für mich ein Erlebnis. Ich fuhr nach London, um ihn zu treffen. Er war ungemein lebendig, nie dogmatisch und dabei peinlich genau. Mit ihm konnte man „alles" besprechen. Seine Ideen beeindruckten mich: Untersuchen, was Patienten von ihren Ärzten haben müssen und wollen und was ihre Ärzte ihnen geben sollen und wollen. Das spürte ich förmlich in der Praxis, insbesondere bei den sehr anstrengenden Hausbesuchen.

Ich wurde mit den vier Situationen, die W. Loch als „dynamisch unbewusste Faktoren" bezeichnet, immer wieder konfrontiert. Diese Faktoren sind:

1. die Momentansituation des Patienten, in der sich die psychosomatische Affektion noch im Anfangsstadium befindet und unbewusste Konfliktfaktoren besonders aktiv sind,
2. psychosoziale Krisenzeiten des Patienten, in denen unbewusste Konflikte aktiviert werden,
3. chronifizierte Fälle,
4. die Betreuung von sterbenden Kranken.

Diese vier Punkte können erst durch Erfahrungsaustausch innerhalb der Ausbildung in einer Balint-Gruppe richtig verstanden werden. Daraus zieht besonders der praktische Arzt großen Nutzen. Er ist heute ja gleichsam der „Spezialist für Nervosität und Ängstlichkeit". Ein großer Prozentsatz der Patienten sucht den Allgemeinarzt wegen seelischer Störungen auf und schreibt ihm damit die Rolle eines „Seelenarztes" zu.

Immer wieder lehrte uns Balint vor allem zuzuhören. Er pflegte zu sagen: „Als wenn wir ein drittes Ohr hätten", oder „Zuhören durch alle Poren der Haut". Ein Kollege war bei einem heiklen Fall in Schwierigkeiten geraten und fragte ihn um seine Meinung. Balint sagte: „Setzen sie sich nahe zum Patienten und hören ihm zu und geben sie ihm nicht mehr als einen Gedanken pro Sitzung mit."

In den Notizen eines verstorbenen Allgemeinmediziners (Emil Munz) heißt es: „In einem zweistündigen Fallseminar dachte M. Balint gar nicht daran, ein Notizbuch in die Hand zu nehmen. Dennoch entging ihm keine Einzelheit der in deutscher oder französischer Sprache vorgelegten Fälle." Beim Spektrum des Gehörten erkannte Balint sehr wohl an, wie viel der berichtende Arzt von seinen Patienten wusste. Er wies aber nachdrücklich auf übersehene Fakten hin, auf Details, die für das Verstehen des Kranken und seiner

Krankheit unentbehrlich waren, insbesondere Beziehungen zu Ehepartnern und Kindern, zu Vorgesetzten und Untergebenen.

In Balint-Gruppen gibt es manchmal Schwierigkeiten der Teilnehmer, einen „passenden Fall" auszuwählen. Balint hingegen eröffnete die Gruppenarbeit oft, indem er sich an einen Kollegen wandte und diesen aufforderte: „Erzählen Sie uns die Geschichte des letzten Patienten, der Sie heute Nachmittag besuchte." Oder er wünschte, vom zehnten Patienten zu hören, den der Arzt in der Reihenfolge des Tages untersucht hatte. Immer ging es ihm darum, die Resonanz des dialogischen und dynamischen Wechselspiels beim Therapeuten zu erfahren und zu verstehen, die Beziehungswirklichkeit in freiheitlicher Atmosphäre zu prüfen.

Immer wieder betonte Balint, dass der Patient mit seiner einmaligen individuellen Eigenart und seiner unwiederholbaren Lebensgeschichte im Zentrum der Aufmerksamkeit zu stehen habe. Davon leiten sich dann Situationsdiagnose und die Therapie in der aktuellen Situation ab. Wichtig ist aber in erster Linie die Beziehungsebene der Konflikte, die sich im Gespräch mit dem Arzt wiederholt und darstellt. Balint wollte aus dem Allgemeinarzt keinen „Mini-Psychoanalytiker" machen, sondern ihm mit dieser Ausbildungsmethode helfen.

In der Sprechstunde des Allgemeinarztes geht es erst einmal darum, die aktuelle krankmachende Situation des Patienten zu erspüren und zu verstehen. Daraus kann man dann therapeutische Ansatzpunkte ableiten, Ressourcen des Patienten mit ihm gemeinsam finden und Hindernisse und Hemmungen reduzieren.

Inzwischen haben sich Balint-Gruppen an vielen Orten als Basis psychotherapeutischer Weiterbildung einerseits und regelmäßiger therapeutischer Begleitung andererseits etabliert. Auch auf vielen Kongressen finden sich neu entstehende Balint-Gruppen.

Eine spezielle Weiterentwicklung stellt das „Ascona-Modell" dar: Auf dem „Monte Veritá", dem „Berg der Wahrheit" in Ascona, auf dem Balint oft zu Gast war, etablierte sich das Ascona-Modell. Darunter ist ein Lern- und Ausbildungssystem für Ärzte und Studenten gemeinsam mit Krankenschwestern und -pflegern zu verstehen. Die Einbeziehung der Medizinstudenten als zukünftigen Ärzten hat sich dabei als fruchtbar erwiesen. In den letzten Jahren wurde innerhalb des Ascona-Modells auch eine neue Form der

Gruppengespräche entwickelt, bei dem Patienten und Angehörige in die Gespräche einbezogen werden. Das sind keine Gespräche über, sondern Gespräche mit Patienten und ihren Angehörigen. Thematisch stehen bestimmte Krankheiten im Mittelpunkt. Ziel solcher Monte-Veritá-Gruppen ist das Lernen aus der gegenwärtigen Identifikation von Patient und Therapeut.

5 Gesprächsführung bei sexuellen Störungen

H. Wetzig-Würth

5.1 Einführung

Grundsätzlich gelten für den Bereich sexueller Störungen die Regeln der Gesprächsführung aus dem Bereich von Tiefenpsychologie und Psychosomatik.

Auch im Bereich sexueller Störungen liegt der Schwerpunkt auf dem *Beziehungsaspekt*. Auch hier ist es nützlich, die Störung als *Beziehungsstörung* (Schnittpunkt-Metapher von horizontaler und vertikaler Achse) und als Beziehungsangebot in der therapeutischen Beziehung zu sehen. In der empathischen, akzeptierenden „Atmosphäre" des Gesprächs soll ein emanzipatorischer Prozess ermöglicht werden.

In der therapeutischen Beziehung geht es vor tiefenpsychologischem Hintergrund – in der Regel für den Patienten neu – zunächst darum, dass Wertungen, wie der Patient sie in seinen Beziehungen kennt oder phantasiert, ausbleiben.

Die Störung ist dann nicht die Krankheit, die schnell beseitigt werden muss, der Patient ist also keineswegs „nicht richtig". Vielmehr sieht sich der Therapeut vor einer doppelten Aufgabenstellung: Zum einen muss er darauf zu verzichten, dem Patienten *seine* Überzeugungen an die Hand zu geben, um *so* das Symptom, die Störung zu beseitigen – und zum andern muss er zusammen mit dem Patienten geduldig die verborgenen Motive und Zusammenhänge aufstöbern und zu verstehen suchen.

Im Hier und Jetzt der therapeutischen Beziehung können sich bislang abgewehrte, d.h. dem Patienten bewusst nicht zugängliche Konflikte meist verpönten schambesetzten Inhalts, entfalten. Und das Freiwerden z.B. eines Scham-Affekts im therapeutischen

Gespräch geht (über das gemeinsame Verstehen) in der Regel mit einer Akzeptanz des eigenen Selbst, des Ich, der in einer Kränkung steckengebliebenen, eingeklemmten und gehemmten oder krank gewordenen Person einher. Die Beziehung zu sich selbst bekommt eine neue Qualität. Was bisher angstvoll oder schamvoll unterdrückt und nicht in Beziehungen lebbar eingebracht werden konnte, erfährt in der vertrauensvollen therapeutischen Situation Akzeptanz und kann aufgegeben oder bewusst, d.h. auch verantwortlich, gelebt werden. Oft handelt es sich ja um quälerisch erlebte Befürchtungen, abartig, irgendwie pervers zu sein.

Nicht objektive Fakten sind „die Störung", es geht vielmehr um die Bedeutung dieser Fakten für den Einzelnen und auch für das Paar, um das subjektive Erleben beider. Und um die Herausarbeitung dieser Bedeutung muss es gehen, d.h. aber auch, dass nicht der Therapeut im Vorhinein wissen kann, was der Patient braucht.

Der Patient soll also nicht pädagogisch einer moralischen Normalität – vertreten in der Person des Therapeuten – angepasst werden. Zielvorstellung für den Bearbeitungsprozess könnte ein flexiblerer Umgang mit dem „Problem" sein, d.h. für den Patienten, die Möglichkeit zu wählen und damit ein größeres Maß an Freiheit zu gewinnen.

Einengende Normenbildungen, medienbeeinflusste Idealvorstellungen, Bilder, an denen die eigene Realität sich misst und im Vergleich dann oft nicht mehr genügt, können z.B. lustvolle Orgasmusfähigkeit zu quälerischer Orgasmuspflicht reduzieren.

5.2 Fallbeispiele

Fallbeispiel 1: Der Schmerz hinter dem Schmerz

Eine junge Frau kommt und klagt über unbestimmte Bauchschmerzen, sie sei mehrfach körperlich untersucht worden, es sei „nichts gefunden" worden.

Therapeutin (T.):   „Können Sie sagen, wie lange Sie diese Schmerzen schon haben, vielleicht auch, wann sie begonnen haben und was Sie sich selbst schon dazu gedacht haben.“

Patientin (P.) schaut vor sich hin, schluckt, zögert …

T. (mit freundlicher, nicht insistierender Stimme):   „Es fällt Ihnen schwer, darüber zu sprechen …“

P.: „Ich habe noch nie beim Verkehr mit meinem Mann einen Orgasmus gehabt.“

Sie schluchzt, zerrt an ihrem Taschentuch.

T.: „Das ist offensichtlich traurig und belastend für Sie. Damit fehlt Ihnen in der Beziehung zu Ihrem Mann etwas, was Sie sonst vermutlich durchaus erleben und genießen konnten in ihrer früheren Liebesbeziehung, von der Sie mir in unserm ersten Gespräch erzählten.“

P.: „Mein Mann hat damals gesagt, dass er nur mit einer Frau zusammen sein wollte, die es im Bett gut drauf hat, da habe ich ihm einen Orgasmus vorgespielt, und das habe ich jetzt all’ die Jahre über gemacht.“

Patientin wirkt ruhiger.

T.: „Wie fühlen Sie sich nun, nachdem Sie sich überwunden haben, mir davon zu erzählen?“

P.: „Das ist komisch, es ist gar nicht mehr so schlimm.“

T.: „Ja, Sie haben gedacht, dass Sie Ihre Angst und Scham nie überwinden könnten, und nun habe ich den Eindruck, dass Sie sich erleichtert fühlen – bei mir konnten Sie darüber sprechen. Könnten Sie sich vorstellen, dass Sie sich auch gegenüber Ihrem Mann durchringen könnten, zu sprechen?“

P.: „Das wäre das Ende, das geht nicht.“

Ergänzung zum Fallbeispiel 1

Die Patientin schildert sich selbst als immer schon sehr scheu und zurückhaltend, sie habe sich angepasst verhalten, versucht durch Korrektheit und Gehorsam in der von ihren Brüdern bestimmten laut ausgetragenen Rivalität ihren Platz in der Primärfamilie zu finden. Von ihrer frühen Heirat habe sie sich so etwas wie Befreiung versprochen. Ihren Mann erlebt sie tonangebend, sich selbst in Fortsetzung der Situation in der Primärfamilie vordergründig gehorsam, die Fragwürdigkeit ihrer Orgasmuslüge drängte sie lange – inzwischen hatte sie zwei Kinder geboren – zurück, und erst die undefinierbaren psychosomatischen Unterbauchbeschwerden führten sie auf diese „Fährte".

Kommentar zum Fallbeispiel 1

Die Patientin mochte vom vorgeschlagenen Therapieangebot keinen Gebrauch machen. Offensichtlich forderte ihr korrektes Über-Ich einerseits das Bekenntnis der Wahrheit – und sie erwartete von einer Therapie das Darauf-hinarbeiten – eher vielleicht aber eine Art magischer Erlösung – andererseits gab es die tief gehende Angst vor der Beschämung und die Angst, ihren Mann zu verlieren. Möglicherweise könnte sie aber auch eine Bemerkung der Therapeutin als bedrängend und damit hemmend erlebt haben, nämlich in dem Satz „Damit fehlt Ihnen in der Beziehung zu Ihrem Mann etwas, was Sie sonst vermutlich durchaus erleben und genießen konnten." Dass sie einen Orgasmus kennt, z.B. in ihrer früheren Beziehung, vielleicht auch durch Masturbation – ein weiteres Schamthema – mag ihr wie eine Unterstellung, eine Schuldzuweisung vorgekommen sein. Möglicherweise wurde hier eine an sich wichtige Frage zu früh gestellt, die Patientin hätte dann – wie schon bekannt, so eben auch hier – mit Rückzug reagiert.

Fallbeispiel 2: Nur ein Mädchen – und die Folgen

Ein Ehepaar betreibt seit Beginn seiner Beziehung, d.h. seit mehr als 10 Jahren, Petting, weil Penetrationsversuche für beide als zu schmerzhaft und frustrierend aufgegeben wurden. Ein Kinderwunsch bestand dennoch mehr oder weniger deutlich. Es gab die nebulöse Vorstellung, dass es irgendwann einmal klappen würde. Mit dreiundvierzig Jahren kommt die Ehefrau in Therapie, weil es sie irritiert, dass sie dem Klimakterium entgegengeht.

Die Patientin liegt auf der Couch, berichtet über Gespräche und Ärgernisse im beruflichen Bereich, schweigt, windet sich im Lendenbereich. Die Therapeutin sinniert, dass ein höflich in Gang gehaltenes Gespräch die Qualität einer Brückenfunktion über etwas Abgründigem enthalten kann, spürt eine innere Unruhe.

T.: „Könnte es sein, dass Sie noch etwas Zeit brauchen, gewissermaßen einen Anlauf nehmen. Vielleicht wollen Sie mir etwas Beunruhigendes sagen und fangen erst einmal mit dem an, was Sie aktuell stört?"

P.: „Das stimmt. Während ich Ihnen diese Alltagsgeschichten erzähle, denke ich ständig an das Wochenende mit meinem Mann. Es war erst ganz schön, wir haben auch miteinander geschlafen, das heißt wir haben uns manuell befriedigt, aber mein Mann war dann ganz verärgert, weil ich mal wieder alles zerreden musste. Er wirft mir ständig vor, dass ich rede, und ich kann mir gar nicht denken, dass man so still sein soll. Ich finde, er ist anmaßend, ich weiß gar nicht, warum ich mit ihm lebe, uns verbindet nichts."

T. (greift die letzten Worte auf): „Uns verbindet nichts, und doch leben wir seit gut 10 Jahren zusammen. Was mag diese Beziehung in Gang halten?"

P.: „Die Rollen sind so verteilt wie bei meinen Eltern, und dabei habe ich geglaubt, alles anders machen zu können. Meine Mutter hat nie den Mund aufgemacht und war die belächelte Magd in der Familie, ich rede ständig, versuche

alles zu klären und zu erklären, und mein Mann wertet
mich ständig ab, genau so wie mein Vater meine Mutter.
Ich merke, dass ich unheimlich wütend bin, und es
scheint mir alles so aussichtslos."
T.: „Das Gefühl der Aussichtslosigkeit scheint ein bekann-
tes zu sein?"
P.: „Es war das vorherrschende und alles überschattende
Gefühl in meiner Herkunftsfamilie und in allen meinen
Beziehungen. Als Mädchen hatte ich einfach keine
Chance, ich wäre viel lieber ein Junge gewesen."

<u>Ergänzung zum Fallbeispiel 2</u>

Für die Patientin, deren später Kinderwunsch die Scheu vor einer
Therapie überwinden half, löste sich der Vaginismus, sie konnte Sexualität genießen. Nun aber zog sich der Mann zurück, widmete sich
ausschließlich seiner Arbeit. Es gelang ihm ein Karrieresprung. In
der Folge begann ein zermürbender Kleinkrieg mit gegenseitigen
Schuldzuweisungen und Abwertungen. Einiges sprach für außerehe-
liche Beziehungen auf Seiten des Mannes. In der Biographie dieser
Patientin gab es die Sachlage, dass sie als die mittlere von drei Töchtern eigentlich der vom Vater ersehnte und für die spätere Fortfüh-
rung des handwerklichen Betriebes erwartete Sohn hätte sein sollen. Hinter einer Fassade der Intellektualität, der Rationalität verbarg
sie ihr tiefreichendes Selbstunwertgefühl. Sie hatte *ihren* Mann un-
terstützt, uneingestanden auch mit ihm rivalisiert und sich an ihn
geklammert. Unbewusst kam ihm die Aufgabe zu, ihr weibliches Ich
– und das war ja für sie gleichbedeutend mit schwach und unerwünscht – männlich zu kompensieren. Weder das Klammern noch
die Rivalität waren ihr bewusst. Ihr Frauenbild, das sie ablehnte, war
geprägt durch die mit Opferhaltung klagende, kränkelnde Mutter. Im
Erleben der Getrenntheit von ihrem Mann wurden die Ängste eines
in seinem Eigenwert nicht zur Kenntnis genommenen kleinen Mäd-
chens mobilisiert, die die Patientin nun in einem schmerzvoll-
wütenden Prozess bearbeitete. Zu Beginn der Therapie kam sie wie
ein kleiner Soldat gut gepanzert und mit arrogant kühler Fassade

in die Sitzungen, später entwickelte sie sich zu einer auch im äußeren Erscheinungsbild gefühlvoll ansprechenden Frau.

Kommentar zum Fallbeispiel 2

Wenn wir in diesem Fall nach der Störung fragen, wird deutlich, dass die Antwort schwer fällt. Natürlich gab es das auffällige Phänomen des Vaginismus, aber beide Partner hatten sich ja damit arrangiert. Das Sexualleben wurde augenscheinlich eher nicht als gestört empfunden.

Erst der Kinderwunsch und das unaufhaltsam drohende Klimakterium der Frau forderte ihren Schritt aus dem gemeinsamen Arrangement heraus. Dieser Schritt war mit Sicherheit eine Störung, nämlich eine Störung des bisher Gültigen, aber sollte man andererseits einen für die Persönlichkeitsentwicklung offensichtlich erforderlichen Reifeschritt als Störung bezeichnen?

Zur Gesprächsführung selbst ein ergänzendes Wort: Die Therapeutin greift wörtlich wiederholend einen Teil dessen auf, was die Patientin sagt, und führt mit eigenen Worten darüber hinaus. Dieses tut sie vor dem Hintergrund der Kenntnis der Biographie in diesem speziellen Fall. Sie kennt die biographische Anamnese, hat einen gewissen Eindruck von hier vorliegenden auch defizitären Strukturmerkmalen und den bevorzugten Abwehrmechanismen. (Die Patientin isoliert u.a. redend ihre Affektivität, wie ihr Mann ihr sogar vorwirft: „Du zerredest alles.") Aus einer heilsamen Distanz – die Patientin ist unheilvoll involviert – kann die Therapeutin damit, ohne zu deuten, das von der Patientin Gesagte durch wiederholendes und spiegelndes Aufgreifen gewichten, und so der Patientin helfen, sich ihrem Thema von einer zusätzlichen – eventuell bisher vernachlässigten – Seite zu nähern.

Fallbeispiel 3: Der schöne Schein

Der Patient kam auf Empfehlung eines Kinder- und Jugendlichen-Therapeuten, den seine Frau und dann in Elterngesprächen auch er aufgesucht hatten, da einer ihrer drei Söhne im Alter von 9 Jahren immer noch und seit Jahren nächtlich einnässte. In der biographischen Anamnese beschrieb der Patient seine Ehe als glücklich und befriedigend, seine Sexualität als in Ordnung und unproblematisch. In seinem Beruf allerdings hatte er Probleme damit, sich auseinanderzusetzen, sich durchzusetzen. In einer Angelegenheit z.B., die mit einem kurzen Telefonat hätte geklärt werden können, verfasste er einen viele Seiten umfassenden handgeschriebenen Brief, in dem er alle ihm denkbaren Argumente der Gegenseite vorwegzunehmen bemüht war.

Die folgende Passage entstammt einer Sitzung nach 30 Stunden analytischer Psychotherapie.

P. (gähnt, reckt sich): „Es war wieder spät gestern, und dann kam noch mein Sohn ganz nass in mein Bett."
Die Therapeutin registriert das Gähnen mit der inneren Frage, inwieweit die Müdigkeit mit dieser Sitzung heute oder der vom letzten Mal zusammenhängen könnte und auch, wovon die zur Schau gestellte Müdigkeit ablenken soll.
T.: „Sie spüren eine Müdigkeit jetzt und sehen sie im Zusammenhang damit, dass Sie wenig Schlaf hatten und sich vermutlich über die Störung durch Ihren Sohn ärgerten."
P. (nachdenklich): „Wenn Sie mich so fragen, stimmt das nur zum Teil. Eigentlich wollte ich mit meiner Frau schlafen gestern Abend, aber sie hatte so viel zu bügeln, es zog sich mal wieder hin, und ich zog mal wieder den Schwanz ein und habe nichts gesagt, sie ist dann hoch gegangen, ich sagte, ich käme gleich nach, und dann habe ich mir wieder einen Porno reingezogen."
T. (wundert sich, wie glatt ihm diese Worte über die Lippen kommen): „Ihre Müdigkeit, die Sie zeigten, verbarg die Geschichte, die Sie mir jetzt erzählten. Könnte diese Geschichte ihrerseits etwas verbergen?"
P. (windet sich): „Meine Frau und ich hatten gestern einen Behördentermin und mussten einige Zeit warten.

Meine Frau saß schräg zu mir im Warteraum – ich kann kaum darüber sprechen – es passierte ganz unabsichlich, dass mir das Bein ausrutschte und ich sie trat. Sie war ganz erschrocken, ich auch."

T.: „Mein Eindruck ist, dass Sie den inneren Zusammenhang zwischen äußerer verklammernder Harmonie mit Verzicht auf Ihre zupackende und durchaus aggressive männliche Fähigkeit und Potenz einerseits und den ungewollten und damit auch nicht steuerbaren Impulsen andererseits durchaus sehen können."

P.: „Es ist kaum auszuhalten. Ich fühle mich mies, wenn ich mich durchsetzen müsste und es nicht tue, und versuche ich es, quäle ich mich mit Schuldgefühlen. Und dann dieser Ausrutscher gestern. Und Ihnen das alles zu erzählen, dabei schäme ich mich so, dass ich am liebsten wegbliebe, ich schäme mich auch dafür, es bisher noch immer nicht gepackt zu haben."

Ergänzung zum Fallbeispiel 3

Im Verlauf der Therapie wird deutlich, dass der Patient einerseits seine Frau in einem überhöhten Licht sieht, sie gewissermaßen mit einem Heiligenschein versieht, andererseits aber hinter einer oberflächlich freundlich-witzelnden Fassade einen zunächst nur in der Gegenübertragung wahrnehmbaren tiefen inneren Groll verbirgt. Sein Vater als männliches Vorbild war in seiner Herkunftsfamilie der Lächerlichkeit preisgegeben, der Patient hatte ihm gegenüber keine Zuneigung, allenfalls Mitleid verspürt. Der ältere Bruder war im Erleben des Patienten der auserkorene Liebling der Mutter. Er dagegen hatte es mit einem tief gehenden Ressentiment zu tun.

Kommentar zum Fallbeispiel 3

Die primitiven, grausamen sexuellen Vorstellungen und Wünsche erscheinen dem Patienten absolut unintegrierbar. In nächtlicher

Kälte, Dunkelheit und Einsamkeit genehmigt er sich, gepeinigt von Scham und Schuldgefühlen, süchtig masturbierend harte Pornos.

Die Arbeit in der Therapie hat sich nicht ausschließlich mit der sexuellen Symptomatik zu befassen, die der Patient schamvoll äußert, sondern mit der zugrunde liegenden Selbstwertproblematik, der Spaltung der erlebten Welt in absolut gut und absolut böse und der damit verbundenen tief gehenden Angst, die auch eine Angst vor dem verfolgenden Überich ist.

Fallbeispiel 4: Eine Therapievariante

Ein Gehörlosen-Betreuer ruft an und bittet um Hilfe und einen Termin. Die Ehefrau eines jungen Mannes leide unter Depressionen. Vom Nervenarzt verordnete Medikamente hätten nicht geholfen, der Ehemann sei verzweifelt.

Auf Bitte der Therapeutin erscheinen zum verabredeten Termin alle drei. Der Betreuer übersetzt Gebärdensprache in Wortsprache und umgekehrt. Beide Eheleute können nicht hören, der Ehemann stößt einige schwer verständliche Silben aus – er hat sein Gehör im Kleinkindalter verloren, die Ehefrau, bei der ein Geburtsschaden vorliegt, verfügt nur über Krächzlaute. Mit erheblichem Zeitaufwand ergibt sich im Übersetzungs-Hin und -Her das bei Depressivität eher übliche Beschwerdebild: Schlafstörung, Antriebslosigkeit, Inappetenz, Gewichtsverlust, Vernachlässigung des Haushalts und – für den Ehemann besonders beunruhigend – Vernachlässigung der beiden kleinen Kinder. Das Ganze gehe schon ziemlich lange, und seine Konzentration im Beruf habe nachgelassen, er fürchte um seinen Arbeitsplatz.

Die Therapeutin steht unter Zeitdruck, sie würde gern den Versuch machen, ein leichtes Antidepressivum zu verordnen, die Eheleute lehnen ab. Die Therapeutin spürt eine Mischung von Hilflosigkeit und Ärger, aber auch Mitleid. Sie verabredet mit den Dreien einen weiteren Termin, um zwischenzeitlich über weitere Möglichkeiten nachzudenken, sich eventuell Hilfe im kollegialen Austausch zu holen.

Zum verabredeten Termin erscheinen die Eheleute mit ihren zwei kleinen Kindern, nicht aber der Betreuer. Es fällt der Therapeutin auf, wie liebevoll der Vater sich den Kindern zuwendet, die Mutter wirkt uninteressiert, irgendwie abwesend. Der Ehemann holt einen Zettel aus der Tasche, auf dem die Beschwerden seiner Frau stichwortartig unbeholfen verzeichnet sind. Der Blick der Therapeutin fällt auf ihre kleine Schreibtafel, gemeinhin Zauber-tafel genannt, auf der sie üblicherweise ihre kurzen Notizen macht. Und nun schreibt sie ihre Fragen auf die Tafel, beide Eheleute schauen sich nacheinander diese Fragen an, beratschlagen in Ge-bärdensprache, der Ehemann schreibt die Antworten. Zwischen-durch verfällt die Patientin in ihre schon bekannte Teilnahmslo-sigkeit. Als eines der Kinder zu Gegenständen auf dem Schreibtisch greift, gibt sie ihm einen kräftigen Stoß in den Rücken und haut ihm auf die Finger. Das Kind bekommt einen beschämt-traurigen Gesichtsausdruck, die Mutter ist schon wieder abwesend. Der The-rapeutin fällt auf, dass beide Eheleute in ihrer Sitzposition ausein-ander streben. Sie fragt sich, wie es wohl um die Intimität beider bestellt sei, und sie richtet schreibend ihre Frage an die Ehefrau:

T.: Sie haben zwei niedliche gesunde Kinder. Ich nehme an, dass Sie beide gern miteinander geschlafen haben, Spaß an Sex hatten, und ich vermute, dass das jetzt, wo Sie depressiv sind, eher nicht so wie früher ist?"

Das Gesicht der Patientin rötet sich angenehm, wirkt belebt, sie dreht sich dem Ehemann zu. Sie verhandeln in ihrer Ge-bärdensprache. Der Ehemann schreibt vertretend:

P.: „Will nicht schlafen!"

Die Therapeutin ist sich nicht sicher, wer von den beiden sich dem andern verweigert. Sie schreibt an die Ehefrau gerichtet:

T.: „Sie haben Ihre Lust auf Sex verloren, oder gibt es auch andere Gründe?"

P.: „Wollen nicht Kinder mehr."

Die Therapeutin hat die Imagination eines sehr stillen, abge-schiedenen Raumes und es beschleicht sie ein Gefühl tiefer Ein-

Ergänzung zum Fallbeispiel 4

Wegen der kommunikativen Schwierigkeit und auch wegen der Anwesenheit eines Fremden, des Betreuers im Erstgespräch, beschränkt die Therapeutin die anamnestischen Fragen auf ein Minimum. Hinzu kommt, dass diese Kommunikation zeitaufwendig ist und die Therapeutin unter Druck setzt. Immerhin erfährt sie, dass die Patientin ohne Eltern in einem Heim aufgewachsen ist, wo sie überwiegend in praktischen Dingen des Lebens angeleitet wurde. Die Eheleute haben sich in einer Gehörlosen-Gruppe kennen gelernt. Beide Kinder können hören und sprechen und kennen die Gebärdensprache. Freunde hat das Ehepaar nur aus seiner Gruppe.

Kommentar zum Fallbeispiel 4

Seelische Störungen betreffen alle Gesellschaftsschichten, beeinträchtigen Frauen wie Männer und beziehen das Körpergeschehen und die Sexualität mit ein. Die Umkehrung ist ebenfalls bekannt: Körperkrankheiten – vor allem mit entstellenden Folgen – ebenso wie Frustration im Bereich der Sexualität können seelische Störungen zur Folge haben und unterhalten.

Im vorliegenden Fall 4 handelt es sich um ein Mehrpersonen-Stück, und von Führung eines Gesprächs im üblichen Sinne kann zunächst keine Rede sein. In der Kommunikation über den Übersetzer, über den Ehemann bleibt die Person der Patientin zunächst im Schatten, es fehlt durch Stimme vermittelte Gestimmtheit. Erschwerend kommt der Zeitdruck auf Seiten der Therapeutin hinzu, sie spürt eine Ambivalenz: Einerseits Mitleid und Interesse, andererseits „Warum gerade ich, warum gibt sie sich nicht mit einem Antidepressivum zufrieden?“ Die Situation überfordert sie. Sie schlägt einen neuen Termin vor, um Zeit zu gewinnen und alles zu überdenken. Als beim zweiten Termin der Betreuer nicht dabei ist, ist sie irritiert, und erst der Zettel des Ehemannes bringt sie auf die Möglichkeit, das Gespräch schreibend zu gestalten. Für dieses „Gespräch“ hat sie sich genügend Zeit eingeräumt, und sie kann sich einlassen, d.h. sie beobachtet und lässt auf sich wirken.

Die Tatsache, dass der Betreuer nicht dabei ist, macht es einfacher, intime Fragen zu stellen, die sich in der Wahrnehmung von Ausdruck, Gestik und Verhalten der Patientin langsam in der Therapeutin ausformen. Das innere Bild eines stillen, abgeschiedenen Raumes und die gespürte Einsamkeit helfen ihr weiter. Ihre Fragen zielen nicht auf die Funktion, sondern auf das Erleben von Sexualität. Das aufkommende Interesse der Patientin, die Belebung ihres Ausdrucks sind Richtschnur für die Therapeutin und lassen sie weiter fragen. Bei der anschaulichen Beschreibung des Coitus interruptus ist sie gerührt, empfindet Respekt und Mitleid. Sie fragt sich und dann die Patientin, ob diese Maßnahme der Schwangerschaftsverhütung für sie befriedigend sei. Die Antwort ist eindeutig. Die Depressivität löst sich auf, nachdem über eine akzeptable Schwangerschaftsverhütung „gesprochen“ werden konnte.

Sexuelle Störungen betreffen einen sensiblen Bereich, den Menschen miteinander leben und teilen und ausleben, oder allein haben, leben und ausleben, oder dem sie sich verschließen, Störungen in einem Zentralbereich des Liebens und Leidens.

Das Ganze vollzieht sich, wie der Sexualwissenschaftler Sigusch sagt, vor dem Hintergrund eines kulturell-gesellschaftlichen Wertewandels, der die Existenz von Sexualwissenschaft keineswegs überflüssig gemacht hat. Das sexuelle Elend ist trotz immer neuer hoffnungsvoller Aufbrüche nicht verschwunden.

Einerseits hören und lesen wir von propagierter und versuchter Freizügigkeit im Bereich der Sexualität, andererseits gibt es Berichte über grauenhafte Übergriffe nahezu täglich in den Medien, dazu wissen wir von den stummen und schamvollen Frustrationen unter häuslichen Bettdecken.

Sigusch spricht für unsere Zeit von einer „Neuen Sexualität". Während die „alte" vor allem aus Trieb, Orgasmus und dem heterosexuellen Paar bestanden hätte, bestünden die „Neosexualitäten vor allem aus Geschlechterdifferenz, Prothetisierung und Thrills". „Die destruktive Seite der Sexualität" würde heute stärker betont als die libidinöse. „Wir werden ständig mit sexueller Gewalt konfrontiert, kaum aber an Hingabe und Wollust erinnert." Soweit Sigusch. (1997, S. 16 ff.).

Für den Beratungsarzt und Therapeuten geht es im Umgang mit Menschen, die über sexuelle Probleme berichten, zunächst um das Wissen, dass sexuelle Störungen nicht ausschließlich auf den Zustand und die Funktion von Organen zu reduzieren sind.

Es geht um die Themenbereiche und den Spannungshintergrund von *Liebe und Hass* – triebpsychologisch von *Libido und Aggression*. Und es geht um die Ebene der Phänomene – hier die Ebene der Symptomatik, unter der einzeln oder zu zweit und auch im familiären und gesellschaftlichen Beziehungsfeld gelitten wird.

Der Beziehungsaspekt gewinnt in diesem intimen Bereich mehr noch als im psychosomatischen Verständnis seinen hohen Stellenwert. Störungen entlang der vertikalen Achse der persönlichen

Lebensgeschichte und der Beziehung zum eigenen Selbst treffen zusammen mit Störungsfeldern entlang der horizontalen Achse gegenwärtiger Beziehungen. Das Vokabular für diesen Bereich ist groß, viele Sprachen gibt es, und doch fällt das Sprechen meist schwer. Tabus und Scham stehen dem Wunsch nach Änderung entgegen.

In seinen Büchern „Therapie sexueller Störungen" (1980) und „Sexuelle Störungen und ihre Behandlung" (1997) weist Sigusch darauf hin, dass Störungen des Liebes- und Geschlechtslebens prinzipiell weder krankheitstheoretisch noch behandlungstechnisch von den anderen psychosozialen Erkrankungen des Menschen zu unterscheiden seien. Bezug nehmend auf Morgenthaler führt er aus, dass Sexualität, in welcher Form auch immer sie sich zeigt, nicht Neurose, nicht Psychose, nicht Morbidität sei, sondern in ihrer Psychopathologie stets Ausdruck einer disharmonischen Entwicklung im gesamten psychischen Haushalt. So gäbe es im Prinzip nur Neurosen und Psychotherapie.

> **Wer Patienten mit neurotischen oder psychosomatischen Erkrankungen behandeln kann, der kann auch Patienten mit sexuellen Störungen behandeln, sofern ihn eigene Präferenzen und Ängste nicht daran hindern (Sigusch).**

Nach Arentewicz und Schmidt, deren Konzept in diesem Beitrag aufgegriffen wird, sollte der Therapeut auf der Suche nach den Ursachen einer auf der Symptomebene geschilderten sexuellen Störung bereits bei Erhebung der Vorgeschichte, der biographischen Anamnese, psychodynamische Gesichtspunkte im Hinterkopf haben.

Zum Verstehen der Entstehungsgeschichte von sexuellen Störungen von Menschen allgemein und für den therapeutischen Prozess im Einzelfall benötigen wir demnach Kenntnis folgender vier Themenbereiche:
1. die Psychodynamik des Patienten,
2. die Partnerdynamik,
3. mögliche Lerndefizite,
4. die Frage nach symptomverstärkenden Mechanismen.

Sexuelle Entwicklung eines jeden Menschen, auch des Therapeuten/der Therapeutin, vollzieht sich in einem Bereich, in dem Verbot, Angst, Tabus den Gegenpol des auf Befriedigung zielenden Begehrens darstellen. Und jede eigene Entwicklung vollzieht sich in der Auseinandersetzung mit Verbot, Angst, Tabu. Auseinandersetzung, d.h. im günstigen Fall Bewältigung, vielleicht Befreiung, vielleicht Verzicht, – aber auch Rückzug, Verbiegung und Störung. Neurotische Entwicklung zu verstehen, gelingt, wenn wir uns vor Augen führen, dass der ursprünglichen Auseinandersetzung mit äußeren Objekten (meist in Person der Eltern) die innere Auseinandersetzung mit Objekt- und Subjektrepräsentanzen folgt (oft Überich-Probleme und unbefriedigende Bewältigungversuche).

> **Sexuelle Funktionsstörungen sind Ausdruck sexueller Hemmungen, gleich ob sie sich als Erektionstörungen, Ejakulationsstörungen, Erregungs- und Orgasmusstörungen oder als Vaginismus manifestieren.**

Von Psychoanalytikern wurden sexuelle Störungen aufgefasst als Schutzmechanismen gegen irrationale Ängste, die mit Sexualität verbunden sind: Sexuelle Betätigung, Erregung, Orgasmus werden u.U. als gefährlich oder aber der Sexualpartner als bedrohlich erlebt. Die Angst vor solchen Gefahren wird abgewehrt durch einen „Verzicht auf Funktion" (Freud) und einen Verzicht auf Lust. Das Symptom hat dann eine stabilisierende Funktion, weil es ein relativ angstfreies, neurotisches Gleichgewicht ermöglicht.

In der Sexualität als einem zentralen Thema eines jeden Menschen schlägt sich die jeweils individuelle Bedürfnis-Geschichte nieder, die gesamte Bedürfniserfahrung eines Menschen also von früh an (Schmidt und Arentewicz).

Real oder in der Phantasie vollzieht sich Sexualität in Beziehung zu einem anderen Menschen, von daher findet sich in ihr bzw. in der Ausübung von Sexualität und ihrem Erleben auch die *Beziehungsgeschichte* (Beziehungserfahrung) eines jeden Menschen wieder. Darüber hinaus gilt: Sexualität haben wir als Mann oder als Frau, als Geschlechtswesen also, und so findet sich in ihr auch die *individuelle Geschichte als Mann oder Frau*, damit die Erfahrung eines Menschen mit seiner eigenen Geschlechtsspezifität von Männlichkeit oder Weiblichkeit.

Aus diesen für die Sexualität und die Persönlichkeitsentwicklung zentralen drei Bereichen, nämlich Bedürfnisgeschichte, Beziehungsgeschichte, Geschlechtsgeschichte, stammen Ängste, die mit sexuellen Hemmungen abgewehrt werden: Ängste vor den triebhaften Wünschen, Beziehungsängste sowie Ängste im Zusammenhang mit der Geschlechtsidentität.

Verzicht zu leisten oder Angst zu bewältigen, – also eine Entscheidung zu treffen und im Entwicklungsprozess voranzuschreiten, kann einer Hemmung unterliegen. Das Erleben der Angst ist dabei dem Bewusstsein entzogen, das Individuum steckt mit seiner ganzen Existenz in der Klemme der Gehemmtheit.

Ängste aus der individuellen Bedürfnisgeschichte unter triebdynamischem Gesichtspunkt können ein Misstrauen enthalten, immer unbefriedigt zu bleiben, unausweichlich enttäuscht zu werden, zu kurz zu kommen als Relikt aus der frühen, der *oralen* Säuglingszeit, wenn das Grundgefühl dieser Phase etwa das Erleben eines Zu-kurz-gekommen-seins bedingte. Sexuelle Störungen schützen dann vor diesen Frustrationen: Was ich gar nicht erst versuche, bringt mir zwar keine Befriedigung, kann mich aber auch nicht – wie immer schon – enttäuschen.

Kollidiert der Wunsch des Kindes nach Lustgewinn durch Selbstbestimmen von Hergeben und Zurückhalten in der analen Phase mit dem Sauberkeitsanspruch der Eltern, dann wird die Polarität Körperbeherrschung gegen Sich-überwältigen-lassen einseitig zugunsten der Beherrschung entschieden mit der Folge einer Hemmung des Genießen-könnens sexueller Lust und Orgasmusfähigkeit. Die Angst vor körperlichem und emotionalem Kontrollverlust blockiert die sexuelle Funktion.

Körperliche Bedürfnisse können in dieser Entwicklungsphase generell mit Schmutz und Ekel assoziiert werden (Unterbauch-Kloake) und später sexuelle Ekelreaktionen und Schmutzängste bedingen.

Wenn das Kind in den Autoritätskonflikten der analen Phase seine Bedürfnisse nur aggressiv durchsetzen konnte oder wenn es die Reaktion seiner Umwelt gegenüber seinen Bedürfnissen als feindselig erlebte, kann später phantasierte Gewalt in der Sexualität mit entsprechender Angst – und daraus resultierender Hemmung – die Folge sein.

Aus der Neurosenlehre wissen wir, dass zum einen die Entwicklungsstufen nicht scharf gegeneinander abgrenzbar sind, und dass zum andern mit Hilfe höherer Entwicklungsstufen Triebimpulse aus früherer Zeit abgewehrt werden. Die Kontrolle der analen Phase kann so die oralen Wünsche oft um den Preis von eisig-versteinerter Leblosigkeit beherrschen. Stichworte: Frigidität, Unnahbarkeit.

Ebenso können in der entwicklungsgeschichtlich späteren phallischen Phase früher angelegte Ängste gegenüber körperlich lustvollen Vorgängen auf genitale Wünsche übertragen werden. Reale oder phantasierte Strafen für sexuelle Betätigung oder Neugierde besetzen das Sexuelle mit Angst. Kastrationsängste, die in der Ätiologie männlicher Funktionsstörungen eine zentrale Rolle spielen, resultieren aus solchen frühen Straf-Androhungen und Straf-Erwartungen.

Beziehungsängste können ätiologisch im Zusammenhang mit den frühen Erfahrungen mit Mutter und Vater gesehen werden. Frühe Unsicherheiten im Zuwendungsbereich – zu enge Bindungen, phantasierte oder tatsächliche Abwesenheit der Bezugsperson, feindselige oder ablehnende Einstellung dem Kind gegenüber können die Ursache dafür sein, dass die Voraussetzung für das Erleben des Orgasmus, nämlich die zeitweilige Ich-Regression, vermieden werden muss, weil die Mobilisierung früher Angst vor Selbstaufgabe, totaler Hilflosigkeit und Abhängigkeit eine tödliche Bedrohung darstellt. Angst vor Partnerverlust hängt mit dem frühen so genannten Objektverlust (real oder in der Phantasie) zusammen, der zu seiner Zeit emotional nicht verarbeitet (nicht betrauert) werden konnte. Ein unbewusster und ungelöster Nähe/Distanzkonflikt kann in der Folge die Störung im sexuellen Bereich in Gang halten.

Unter Geschlechtsidentität wird die Erfahrung der eigenen Individualität als eindeutig männlich, als eindeutig weiblich oder als mehr oder weniger ambivalent verstanden.

Männer und Frauen mit einer unsicheren Geschlechtsidentität sind auch in ihrer Sexualität verunsichert. Sie haben eine tiefe Angst, kein richtiger Mann bzw. keine richtige Frau zu sein, fühlen sich wenig liebens- und begehrenswert, sexuell inkompetent und befürchten, sexuell zu versagen. Männer können Zärtlichkeit und Hingabe vermeiden, weil sie sich als schwach und weiblich erleben, oder ihre verunsicherte männliche Identität erfährt in betont hart und schneller Sexualität mit vorzeitiger Ejakulation oder andererseits nie versagender Potenz mit ausbleibender Ejakulation eine Überkompensation (Arentewicz und Schmidt).

Frauen mit unsicherer weiblicher Identität können ihr Genitale als eklige Wunde erleben und versuchen, dieses aus dem Körperschema und damit aus der Sexualität auszublenden: „Unterhalb der Gürtellinie ein Zombie ohne Gefühle" (Zitat einer Patientin).

Sekundäre Störungen in Lebenskrisen, die die Geschlechtsidentität bedrohen, wie nach schweren körperlichen Krankheiten mit Schwächung der Konstitution, mit Entstellung und Verlust von körperlicher Attraktivität, machen die Bedeutung der Geschlechtsidentität für das sexuelle Erleben erkennbar.

Zur Partnerdynamik

Für Diagnostik und Therapie von Sexualstörungen sind partnerdynamische Prozesse wichtig, die die Störungen mitbedingen oder aufrechterhalten. Der „Ungestörte" kann z.B. ein uneingestandenes, unbewusstes Interesse an der Funktionstörung des Partners haben, weil damit sein eigenes Problem vor Hingabe kaschiert werden kann. So kann eine Frau mit Orgasmusstörung dadurch ein Alibi für ihre mangelnde Lust haben, dass es ja seine Erektionsprobleme gibt oder seine vorzeitige Ejakulation.

Sexuelle Störungen des Partners können auch als dessen Schwäche mit dem Gefühl der Überlegenheit genossen werden, wobei Feindseligkeit und Rache im herablassenden oder verächtlichen Umgang ausgelebt werden.

Oder die sexuelle Funktionsstörung kann u.U. ein stillschweigendes unbewusstes Arrangement sein, das beiden Partnern nützt. Partner von Frauen mit einem Vaginismusproblem z.B. werden von Sexualtherapeuten als besonders passiv, zart fühlend und scheu beschrieben (Arentewicz und Schmidt). In einem solchen Arrangement können auf diese Weise beide Partner miteinander ihre Angst vor der aggressiven Seite der Sexualität abwehren.

Sexualität wird im Hinblick auf Aggression und Dominanz von Männern und Frauen unterschiedlich benutzt: Der Mann drückt

Machtansprüche und Hass eher durch Potenz aus – ohne jede Zärtlichkeit – die Frau setzt sexuelle Störungen ein, um Hass auszudrücken. Gewalt auf der einen Seite, Rückzug, Verweigerung auf der anderen Seite (Arentewicz und Schmidt).

Nähe-Distanz-Ambivalenzen, bei denen Nähe also stark gewünscht, dieser Wunsch aber auch zugleich angstbesetzt ist, sind besonders disponiert für psychosomatische und eben auch sexuelle Probleme. Der Partner kann dann anklammernd *erlebt* werden. Nach Willi werden Nähe-Distanz-Konflikte in Partnerschaften oft „kollusiv" behandelt: Die Ambivalenz, die jeder Partner hat, wird mit verteilten Rollen gespielt: Ein Partner übernimmt die Distanz, der andere die Nähe.

Zu den Lerndefiziten

Defiziten begegnen wir, wenn Modellpersonen in der Biographie für den unkomplizierten Umgang mit Sexualität und Erotik fehlen. Unter Jugendlichen kann dann u.U. gelten, dass Mütter Opfer männlicher Wünsche und eventuell Gewalt sind, oder auch, dass die Eltern „so etwas doch nicht machen".

Erfahrungen mit Masturbation verlaufen bei Jungen und Mädchen unterschiedlich. Die Dinge eigeninitiativ in die Hand zu nehmen, liegt mehr im Bereich der männlichen Aktivität. Mädchen mit Störungen im Bereich ihres so genannten Körperschemas können Wünsche, Phantasien, Gefühle in Bezug auf Sexualität und damit auch Masturbation ausblenden. (Eine 50-jährige Patientin erlebte mit Erschrecken und Beglückung in ihrer Therapie das Auftauchen ihrer Erinnerung an frühe Masturbation, Beglückung deshalb, weil sie gespürt hatte, dass ihr etwas gefehlt hatte. Gefehlt jedoch hatte nicht die Sexualität, sondern deren Erlaubnis und Bejahung, und damit die Möglichkeit bewussten Genießens.)

Ängste, Hemmungen, Versagenserlebnisse aus der Zeit der Pubertät verfestigen sich u.U. durch eine Selbstverstärkungstendenz und können u.U. dauerhafte Funktionsstörungen unterhalten.

Lust kann in Unlust umschlagen, wenn sie eingefordert und angestrebt wird, dabei ist sie eigentlich ein Effekt, der geschieht.

Nach Watzlawick (in Arentewicz und Schmidt) gehören Erektions- und Orgasmusstörungen zu den „Sei-spontan-Paradoxien".

Oft steht ein zunächst zufälliges „Versagen" (Alkohol, Müdigkeit) im Vordergrund. Es kann als Katastrophe erlebt werden, vor allem dann, wenn auch der Partner/die Partnerin geängstigt oder verärgert überreagiert. Auf diesem Wege können Versagensbefürchtungen dann funktionelle Störungen fortdauernd unterhalten, und die Kontrolle solcher Befürchtungen kann die Hingabefähigkeit beeinträchtigen und das gefürchtete Versagen geradezu provozieren und perpetuieren.

5.4 Leitlinien für das therapeutische Gespräch

Folgen wir Sigusch (s. oben), der sagt, wer Patienten mit neurotischen oder psychosomatischen Erkrankungen behandeln könne, der könne auch Patienten mit sexuellen Störungen behandeln, sofern ihn eigene Präferenzen und Ängste nicht daran hindern – so müssen wir uns für die Gesprächsführung die generellen Leitlinien vor Augen halten.

> Offene Fragen zu stellen, hat einen unschätzbaren diagnostischen und gleichzeitig therapieorientierten Wert. Offene Fragen gestellt zu bekommen, veranlasst den Patienten, etwas von sich, aus sich heraus, zu sagen. Der Therapeut erfährt auf diese Weise etwas oft unvermutet Neues, das den therapeutischen Weg beeinflusst. Nicht das dem theoretischen allgemeinen Wissen entnommene Beurteilungsraster des Therapeuten entscheidet den förderlichen emanzipatorischen Prozess, sondern die Möglichkeit für den Patienten, zur Sprache zu kommen, zu seiner Sprache, vor dem Hintergrund seines individuellen Wissens und seiner Vorstellungen und Phantasien.

Unter geschlossenen Fragen ist zu verstehen, dass der Patient sie nur mit „Ja." oder „Nein." beantworten kann, oder die Wahl lediglich zwischen zwei Möglichkeiten sieht. So befragt zu werden, legt für den Patienten die Vermutung nahe, dass der Therapeut eben doch sein eigenes Wertungmuster anlegt oder seine eigene Neugier zu befriedigen sucht. Offene Fragen dagegen lassen Antworten in Bandbreiten mit individuellen Zwischentönen zu und zielen auf Wahrnehmung und Innenschau, sodass der Patient, indem er spricht, wahrnimmt und reflektiert, nicht aber ängstlich kontrolliert.

Wie im Allgemeinen für das Gespräch in der Psychotherapie so gelten also auch bei sexuellen Störungen die generellen Leitlinien der Gesprächsführung, die im Kapitel 1.4 ausführlich dargelegt werden.

Weiterführende Literatur

Arentewicz, G. & Schmidt, G. (1993). *Sexuell gestörte Beziehungen* (3. Aufl.). Stuttgart: Enke.
Benjamin, J. (1993). *Phantasie und Geschlecht*. Frankfurt a. Main: Stoemfeld.
Buddeberg, C. (1996). *Sexualberatung*. Stuttgart: Enke.
Cyran, W. (1989). *Sexuelle Probleme der Frau*. Köln: Deutscher Ärzteverlag.
Gambaroff, M. & Walker, M. (1994). *Angst-Lust*. Hamburg: Ingrid Klein.
Hertoft, P. (1989). *Klinische Sexologie*. Köln: Deutscher Ärzteverlag.
Loewit, K. (1989). *Geheimsprache Sexualität*. Innsbruck: Tyrolia-Verlag.
Scheib, A. (Hrsg) (1992). *Der Höhepunkt der Lust*. Frankfurt a. M.: Ullstein.
Sigusch, V. (1980). *Therapie sexueller Störungen*. Stuttgart: Thieme.
Sigusch, V. (Hrsg.) (1997). *Sexuelle Störungen und ihre Behandlung*. Stuttgart: Thieme, Göttingen: Vandenhoeck u. Ruprecht.
Willi, J. (1998). *Die Therapie der Zweierbeziehung*. Reinbek: Rowohlt.

6 Das Gespräch mit dem suizidalen Patienten

P. Müller

Suizidale Krisen sind nicht selten: Jährlich töten sich in Deutschland etwa 15.000 Menschen, mehr als zehnmal so viele Personen unternehmen einen Suizidversuch, weitere stehen dicht davor. Ärzte mögen aber den Tod nicht, wie Freud sagte, und auch die Konfrontation mit Suizidalität nicht. Hat das mit latenter eigener Suizidgefährdung zu tun? Die Suizidrate unter Ärzten ist etwa viermal so hoch wie sonst in der Bevölkerung. Bei Ärzten findet sich jedenfalls manchmal eine Abneigung gegenüber Suizidanten, z.T. eine Abwehr bis hin zu Abweisungstendenzen.

Nicht selten wird bei suizidalen Krisen an den Psychiater verwiesen, obwohl psychogene Krisen bei Suizidalität häufiger sind als psychiatrische Erkrankungen im engeren Sinn, und obwohl eine stationäre Aufnahme auf eine schützende Station selten erforderlich ist. Deshalb ist hier gerade der Psychotherapeut gefordert. Denn in der Regel handelt es sich bei suizidalen Krisen um Selbstwertkrisen, häufig im Rahmen von Beziehungsstörungen zu einer wichtigen Person. Hinter dieser Beziehungsproblematik verbergen sich oft ungelöste Konflikte mit frühen Bezugspersonen. Insofern verdichtet sich in der suizidalen Konstellation der neurotische Konflikt und bedarf aktueller Hilfe, am besten mit fundiertem tiefenpsychologischen Hintergrund.

Fallbeispiel 1: Mit Kindern im Regen

Die 29-jährige Patientin kam nach einer Tablettenintoxikation auf die Notaufnahmestation, nach entsprechender Detoxikationsbehandlung wurde sie gut einen halben Tag später auf eine psychiatrische Station verlegt.

Die ersten 3 Gespräche entwickelten sich mit folgenden Informationen:

Gespräch

Therapeut (T.):   „Was hat Sie gestern so verzweifelt gemacht, dass Sie nicht mehr weiterwußten und Tabletten nahmen?"

Patientin (P.):   „Ach, eigentlich nichts besonderes ..."

Der Therapeut wartet ab.

P.: „Das geht schon längere Zeit so."

T.: „Gestern muss aber noch etwas hinzugekommen sein."

P.: „Ach, Kleinigkeiten ... Es hat geregnet ...„

Der Therapeut wartet ab.

P.: „Mein Freund hat gestern die Kinder nach dem Wochenende zurückgebracht und dabei so betont, dass die Betreuung ganz leicht war."

T.: „Was haben Sie dabei gefühlt?"

P.: „Ach, naja, das kenne ich ja schon, der ist immer so fröhlich und betont immer, dass er alles kann, dann fühle ich mich so klein und hilflos und runtergemacht."

T.: „Hat Sie das auch geärgert?"

P. (schnell):   „Eigentlich nicht, so ist er eben ... Oder doch? Aber nur ganz kurz, dann war ich eher unruhig und mit mir unzufrieden."

T.: „Geht Ihnen das öfter so?"

P.: „Naja schon, immer wenn er so herablassend ist, dann fühle ich mich so klein und hilflos, das ist so zwischen uns, vielleicht ist es deshalb ja auch ganz gut, dass wir nicht mehr zusammen leben."

Anlässlich einer herabsetzenden Kränkung, bei der der Lebenspartner die Erziehung der beiden kleinen Zwillinge als problemlos schilderte, kam es bei der Patientin in typischer Weise zur kurz aufscheinenden Kränkungswut, die schnell wieder aus dem Bewusstsein verflog. Später war zu erfahren, dass der Lebenspartner, der Vater der beiden Zwillinge, öfter betont hatte, dass sie zur Erziehung der Kinder nicht so geeignet sei, wenn ihr alles schwer falle, er habe keine Probleme damit. Das Fortbestehen affektiver Irritiertheit äußerte sich jetzt bei der Patientin in Unruhe.

T.: „Wie ging es dann weiter?"

P.: „Ich war so unruhig, da hielt ich es in der Wohnung nicht aus, habe die Zwillinge in die Karre gesetzt, bin mit ihnen im Wald spazieren gegangen. Da fing es an zu regnen, wir wurden nass, weil ich Schirm und Regenmantel vergessen hatte, dann war der Boden so aufgeweicht, das Schieben der Karre ging so schwer, da war ich zwischendurch richtig verzweifelt und wütend auf mich, dass ich nicht einmal einen Spaziergang hinbekomme ... Ich bin dann umgedreht und nach Haus gegangen, die Kinder waren pitschnass, da dachte ich plötzlich 'Noch nicht einmal das kannst du.', dann wurde ich langsam ruhiger."

Die an den Partner gerichtete Kränkungswut konnte nur kurz zugelassen werden, führte dann auf dem Spaziergang anlässlich zunehmender Schwierigkeiten im matschigen Waldboden zur heftigeren Autoaggression und anschließend zu Hause zur Herabsetzung der eigenen Person. Danach wurde die Patientin dann ruhiger, versorgte die Kinder und legte sie zum Schlafen. Dann nahm sie die vor längerer Zeit beschafften Tabletten ein und rief ihren Freund an, um ihn daran zu erinnern, dass er am anderen Morgen für etwa 2 Stunden die Kinder hüten wollte, wenn sie einen Arzttermin wahrnehmen musste. Sie hatte die Hoffnung, dass dann die Tabletten gewirkt hätten und sie tot sei, wollte die Versorgung der Kinder sicherstellen. Gleichzeitig wurde dabei deutlich, dass der Verursacher der Kränkung noch einmal angesprochen wurde, quasi mit dem Hinweis, dass er ja so gut die Kinder versorgen könne. Der Patientin war, wie sich in weiteren Gesprächen ergab, die Aggression und die Richtung dabei nicht bewusst. Etwa 1 Stunde nach dem Telefonat wurde aber der Freund unruhig und fuhr entgegen der Verabredung noch am Abend zur Patientin, drang in die Wohnung ein, fand sie bewusstlos vor und veranlasste die Rettung.

Die dann erweiterte Anamneseerhebung ergab, dass die Eltern der Patientin sich trennten als sie 5 Jahre alt war. Die Mutter wollte eine berufliche Ausbildung wieder aufgreifen und sah Kindererziehung allein als nicht ausreichende Beschäftigung an. Der beruflich tüchtige und die Mutter als unverlässlich bezeichnende Vater übernahm dann das Sorgerecht und zog die Kinder mehrere Jahre allein bzw. mit Verwandtenhilfe auf, äußerlich verlässlich, emotional eher reserviert, heiratete später neu. Die Patientin hatte studiert, übte aber ihren Beruf nicht aus; nachdem sie schwanger wurde, trennte sich der Freund partiell von ihr, sorgte aber noch für die Zwillinge. Sie selbst wollte sich jetzt intensiver als ihre Mutter früher ihren Kindern widmen und alles alleine schaffen. Der Freund hatte ihre Fähigkeiten bezweifelt und angeboten oder angedroht, das Sorgerecht zu übernehmen, wie früher ihr Vater.

An dieser Stelle des Gesprächs machte der Therapeut die Patientin auf mehrere Parallellen zwischen frühen Objekten und jetziger Beziehung aufmerksam und fragte direkt nach:
T.: „Hat Ihr Freund Züge Ihres Vaters?"
Daraufhin stutzte die Patientin, erinnerte dann mehrere Parallelen und berichtete darüber. In der Vertiefung des Gespräches wurden ihr weitere Parallelen zwischen früherer und jetziger Situation deutlich. Der Therapeut fragte verstärkend:

*T.: „Und Sie wollten alles besser machen als Mutter und
merkten, dass Sie nicht alles so können?"*

*Dies konnte die Patientin bejahen. Anschließend konnte sie
mit affektiver Erschütterung und zwischenzeitlichen Tränen
darüber berichten, dass sie sich von ihrer Mutter immer allein
gelassen fühlte, so wollte sie für ihre Kinder nicht sein. Auch
erinnerte sie, dass ihr Vater nur pseudo-verlässlich war, dass
sie eigentlich auch früher sich schon allein gefühlt habe, so
wie jetzt in der augenblicklichen Situation.*

Ergänzung zum Fallbeispiel 1

Jetzt konnten Ärger und Enttäuschung einerseits deutlicher zugelassen werden, und andererseits konnte sie anschließend in Ansätzen ihre Wünsche nach verlässlicher Partnerschaft wahrnehmen und weiter erarbeiten, dass sie mit einer partiellen Übernahme der von Vater stammenden Ich-Ideale eine harmonischere Partnerschaft auch behindert hatte und sich auf der anderen Seite intensiv ihren Kindern zugewandt hatte. Sie wollte besser sein als die Mutter und identifizierte sich mit ihrer intensiven Fürsorge für die beiden kleinen Kinder mit eigenen früheren Verlassenheitsängsten. Die mehrfache Überforderung und Enttäuschung war dann fast programmiert.

Als die Patientin diese Zusammenhänge sehen konnte, aber auch erst dann, konnten Überlegungen angestellt werden, welche Hilfestellungen sie zwischenzeitlich durch Freundinnen akzeptieren kann. Nach Verabredung weitergehender Psychotherapie konnte sie dann aus der Klinik entlassen werden.

Fallbeispiel 2: Ingo auf dem Gerüst

H. Wetzig-Würth

Es ist Freitagabend kurz nach 20 Uhr. Die letzte Therapiesitzung war recht anstrengend. Heute Abend hat sich die Therapeutin freigenommen.

Das Telefon schellt. Es meldet sich die Polizei. Der Beamte berichtet von einer Notsituation. Ein junger Mann stünde seit zwei Stunden auf einem Baugerüst und drohe, sich herabzustürzen. Weder den anwesenden Polizeibeamten noch dem herbeigerufenen Notarzt sei es gelungen, den Mann umzustimmen. Der Notarzt habe dann einen weiteren Einsatzbefehl bekommen und nur die psychiatrische Klinik benachrichtigen können. Die verfüge aber über keine Möglichkeit, außer Haus tätig zu werden. Die Beamten hätten sich nun telefonisch auf die Suche nach einem Psychiater oder Psychotherapeuten gemacht, überall sei aber um diese Stunde der Anrufbeantworter tätig, mit dem Hinweis auf den ärztlichen Notdienst. Der Beamte: „Bitte helfen Sie uns!"

Der Ort des Geschehens: Die Innenhofseite eines Hochhauses. Auf einem Gerüst im sechsten Stock der Patient, unten eine Menge gaffender, rufender Menschen. Die Therapeutin wird im Haus schnell nach oben und durch eine Wohnung geleitet. Am besten käme sie aus dem Badezimmer an den Patienten heran. Sie wird aber gewarnt, denn sobald sich jemand nähere, drohe der junge Mann zu springen.

Da insgesamt ja schon relativ viel Zeit vergangen ist, der Patient eben nicht gesprungen ist, nimmt sich auch die Therapeutin etwas Zeit, um sich einen Überblick zu verschaffen. Eine weißhaarige rundliche Frau kommt mit einem Glas Schnaps, versucht es aus dem Fenster zu reichen und sagt: „Mensch Ingo, mach kein' Scheiß, trink das, das wird dir helfen!" Die Therapeutin, die noch zögert, sich dem Fenster zu nähern, sieht nur die Beine des jungen Mannes bis zu den Knien, und sie sieht, wie der junge Mann seinen Turnschuh-Fuß über das Gerüst schiebt. Unten klatscht die Menge. Die Therapeutin empfindet eine unheimliche Wut auf die Gaffer und die unempathische Umgebung, und sie fragt nach Angehörigen oder Bekannten. Da seien keine, der Vater sei aber benachrichtigt. Langsam schiebt sie sich auf das Fenster zu. Noch immer kann sie außer seinen Beinen bis zu den Knien nichts vom Patienten sehen. Leise beginnt sie zu sprechen.

Therapeutin (T.):   „Ich bin Ärztin. Mein Name ist … Man
    hat mich zu Ihnen gerufen. Wir kennen uns nicht, wir
    können uns nicht einmal sehen, aber wir können mitein-
    ander sprechen. Ich habe eine leise Stimme – ich möchte
    aber auch nicht, dass die anderen hören, was wir sagen
    – darf ich etwas näher kommen?"

Keine Antwort.

*Die Therapeutin schiebt sich langsam weiter auf die Fenster-
öffnung zu. An der leichten Unruhe der Jeans-Beine auf dem
Gerüst kann sie erkennen, dass auch der junge Mann ihre
Beinbewegung von oben beobachtet. Er setzt den Fuß wieder
über das Gerüst, der Therapeutin erscheint die Geste jedoch
wie ein „Versuchsballon" und sie geht sehr langsam weiter,
indem sie weiter spricht.*

T.: „Sie heißen Ingo, hörte ich eben. Wie alt sind Sie?"

Patient (P.):   „Achtzehn!"

T.: „Wie ist es Ihnen lieber, möchten Sie gesiezt oder geduzt
    werden?"

P.: „Lieber du!"

T. (mit ruhiger Stimme):   „Ja Ingo, jetzt kennen wir unsere
    Namen, ich weiß, wie alt du bist. Ich denke, nun sollten
    wir uns auch ansehen können, ich komme jetzt ans Fen-
    ster, damit wir besser reden können."

*Sie geht bis zur Fensteröffnung auf die Jeans oberhalb der
Fensterbank zu. Der Junge steht still, die Therapeutin spürt
eine Erleichterung. Sie sieht in ein ungeheuer angespanntes
Jungengesicht, die Bewegung der Hände fahrig, eine Gerüst-
stange umklammernd und wieder loslassend, die Beine fast
tänzelnd jetzt wieder in Bewegung. „Er spielt mit dem Leben
(oder dem Tod)", geht ihr durch den Sinn.*

T.: „Ingo, magst du mir jetzt sagen, wieso du da draußen
    stehst, was ist passiert?"

P.: „Ich sage nichts, ich will Andy sehen, sie soll kommen!"

T.: „Ist Andy deine Freundin?"

P.: „Sie hat mit mir Schluss gemacht!"

T.: „Oh ja, jetzt verstehe ich, das hat dich ganz krank gemacht, und du hoffst jetzt, dass sie wieder zu dir kommt, wenn sie dich hier so sieht und mitbekommt, wie weh sie dir getan hat, und was sie dir bedeutet."

Schweigen.

T.: „Eben hörte ich hinter mir jemanden sagen, dass Andy benachrichtigt wurde, aber noch nicht gekommen ist. Willst du nicht erst einmal hereinkommen, du stehst schon so lange da, und es wird kühl und dunkel. Ich reiche dir jetzt meine Hand, und dann kletterst du herein."

P.: „Ich kann nicht kommen!"

T.: „Du kannst nicht kommen? Ja warum denn nicht?"

P.: „Die da unten!"

Die Therapeutin hört wieder die Menge da unten und versteht die Scham des Jungen.

T. (langsam und ruhig): „Du denkst jetzt, du müsstest ein Held sein und springen, weil die da unten das vielleicht sehen möchten. Nein Ingo, du stirbst für dich allein oder bist danach vielleicht ein Krüppel für den Rest deines Lebens, du kannst aber auch dein Leben wählen, auch wenn du jetzt denkst, dass alles vorbei ist. Weder du noch ich wissen, welche Chancen du noch hast."

P.: „Ich habe keine Chancen, ich hatte mich um einen Ausbildungsplatz bei der Polizei beworben, die wollten mich erst auch nehmen, und dann bekam ich eine Absage!"

T. (streckt ihm beide Hände entgegen): „Das ist wirklich grausam enttäuschend. Die Freundschaft zu Ende, den versprochenen Ausbildungsplatz nicht bekommen – da wäre ich auch verzweifelt. Ich meine, wir sollten drinnen darüber reden. Komm bitte!"

P.: „Ich kann nicht kommen!"

T.: „Ingo, ich kann dich nicht daran hindern zu springen, aber ich kann dir versprechen, dir bei der Lösung deiner Probleme zu helfen. Und ich kann dir auch sagen, dass es nichts auf der Welt gibt, wofür du dein Leben beenden

> solltest. Ich habe noch nie jemandem so lange meine Hände entgegengehalten, nun komm. Du hast allen Grund, stolz darauf sein, die Verantwortung für dein Leben zu übernehmen, schau nicht auf die da unten, für die lohnt es nicht, den Helden zu spielen."

Der Junge reicht ihr eine Hand, dann auch die zweite, beugt sich durch die Fensteröffnung und springt herein.

Ergänzung zum Fallbeispiel 2

Aus dem anschließenden Gespräch mit dem jungen Mann, den Angaben des später eingetroffenen Vaters und nach den Angaben der Polizei ergibt sich folgende Geschichte:

Als der Junge acht Jahre alt war, hat die Mutter die Familie verlassen. Als sie später den Kontakt zu ihrem Sohn aufnehmen wollte, hat er abgelehnt, sie zu sehen. Er wuchs beim Vater auf und war viel sich selbst überlassen. In der Pubertät begann er, einem Sammelhobby zu frönen: Er sammelte alle möglichen Gegenstände aus dem Berufsfeld der Polizei. Sein Zimmer war voller Uniformteile, Abzeichen, Helme, Photos, Plakate, Polizeiberichte, Waffen jedoch hatte er keine. Wie er selbst berichtete, schaute er sich viel entsprechende Fernsehfilme an und träumte davon, ein Held bei der Polizei zu werden und eine ganz große Rolle zu spielen. Für die Zeit seines Schulpraktikums bekam er einen Platz bei der örtlichen Polizeidienststelle und fiel auf durch sein außerordentliches Engagement. Es wurde ihm zugesichert, dass er mit einem Ausbildungsplatz rechnen könne, auf seine offizielle Bewerbung und nach einem Gespräch mit einem Ausbildungsleiter erhielt er jedoch eine Absage. Da er sich so sicher gefühlt hatte hinsichtlich eines Ausbildungsplatzes, hatte er unter seinen Freunden, vor allem aber gegenüber seiner Freundin, geäußert, dass er eine Aufnahmeprüfung bestanden habe und nun demnächst der Polizei angehöre. Die Freundin – seit vier Jahren „gingen sie zusammen" – hatte sich wohl schon länger mit Trennungsabsichten beschäftigt und glaubte nun ihren Freund versorgt. Sie sagte ihm, dass sie sich von ihm trenne, er reagierte mit Rückzug, wollte die

Trennung nicht wahrhaben, wenig später kam die Absage von der Polizei.

Kommentar zum Fallbeispiel 2

Im vorliegenden Fall ist es zunächst die Hilflosigkeit der Polizei, mit der wir es zu tun haben, jedenfalls ist es nicht ein Patient, der um Hilfe bittet. Der Anruf kommt außerhalb der Praxiszeit und für die Therapeutin überraschend. Die Vorfeldinformationen, die sie erhält, beziehen sich auf die Situation, über den Patienten kann sie zunächst nichts in Erfahrung bringen. Sie ist allein gegenüber allen vor Ort und hat nur ihre Wahrnehmung zur Verfügung. Was sie sieht, sind die Turnschuhe und Jeansbeine auf dem Gerüst. Der Spannung in der Wohnung bei ihrem Erscheinen entzieht sie sich und beobachtet erst einmal die Szene. Die sensationlüsternen Rufe der Leute unten und ihr Klatschen ärgern sie maßlos. Es ärgert sie auch die unempathisch resolute Frau in ihrer Küchenschürze, die sie offenbar gar nicht zur Kenntnis nimmt und glaubt, den jungen Mann mit einem Schnaps ködern zu können.

Die ganze Szene wirkt auf sie, und sie spürt ein tief gehendes Einsamkeitsgefühl und gleichzeitig einen Widerwillen und heftigen Impuls zuzuschlagen, kurzen Prozess zu machen. Sie ordnet diese Gefühlsmischung schon auch als ein verstehbares eigenes Gefühl ein, entschließt sich aber, diese Gefühle der Gegenübertragung zuzuordnen. Sie bekommt so einen ersten Zugang zu dem Jungen, der nun ihr Patient ist.

Sie setzt ihre ruhige und leise Stimme ein und versucht so einen Brückenschlag zu dem jungen Mann. Anders als die umgebenden Leute, die ihn zu überraschen und einzufangen versuchten, fragt sie, ob sie näher kommen dürfe. Die Antwort, die körpersprachlichgestisch erfolgt, erlebt sie aber nicht als Drohung, mehr als Versuchsballon, um sie zu testen gewissermaßen.

Sie hat das Gefühl, dass sie nicht aufhören darf zu sprechen. Ihre leisen Worte erscheinen ihr wie ein Halteseil zwischen ihr und ihm. Sie spricht ihn mit seinem Namen an, und sie befragt ihn nach seinem Alter. So angesprochen und befragt redet nun auch er und sagt sein Alter. Die Ärztin hat gehört, wie er von der Menge geduzt wurde, und sie empfindet das als eine Respekt- und Distanzlosigkeit. Sie verzichtet auf kumpelhafte Anbiederung und fragt ihn respektvoll, ob er lieber gesiezt oder geduzt werden möchte. Mit all diesen Fragen füllt sie den interpersonellen Raum und fordert Antworten ein, die zunächst nicht auf die doch recht ungewöhnliche Situation eingehen, wohl aber der Vertrauensbildung zwischen ihm und ihr dienen. Sie geht jetzt ein Risiko ein, indem sie ihr Näherkommen ankündigt und auch vorsichtig aber zügig ausführt. Sie hat ihm keine Zeit zum Widerspruch gelassen. Der Blickkontakt knüpft einen weiteren Faden in das imaginäre Halteseil. Aber sie nimmt auch die ungeheure Spannung wahr, die von ihm ausgeht. Die erneute Anmutung einer Ambivalenz zwischen Leben oder Tod veranlasst sie nun nach den Gründen zu fragen, die ihn in diese Lage gebracht haben. Und sie erfährt von der zweifachen Kränkung durch Zurückweisung, einmal durch seine Freundin, und zum andern durch die Absage der Polizei. Und sie erfährt etwas ganz Entscheidendes, nämlich sein tief gehendes Schamgefühl – in der gegenwärtigen Situation gegenüber den vielen Zeugen da unten, die seine „Heldentat" erwarten – und sie empfindet in der Gegenübertragung wiederum die unter der gegenwärtigen Scham liegende tiefe Scham über die zweifache Zurückweisung. Ein Teufelskreis – der Sprung in den Tod als Lösung? Erst nach dem glücklichen Ausgang erhält sie die Informationen über seine Vorgeschichte, dass die Mutter ihn bereits im Kindesalter verlassen hat und jetzt – wiederholend – die Freundin. Seine Flucht in eine Traumwelt, seine narzisstischen Heldenphantasien waren vermutlich eine Flucht aus der Wirklichkeit, aus befürchteter und dann eintretender Abweisung, um einem Knäuel von Schuld und Scham zu entkommen. Und für einen Helden kam eben nur ein hohes Gerüst mit vielen Zuschauern in Betracht. Dann aber stand er da oben in seiner eigenen Falle.

All diese Informationen fehlen der Ärztin anfangs, sie ist auf ihre Wahrnehmung angewiesen. Zusammen mit dem, was sie vom Patienten erfahren hat, erfasst sie das Narzisstische, den verstellten vermeintlichen Ausweg aus der Scham, und sie verkehrt die Scham über das Versagen ins Gegenteil des Stolzes über Übernahme von Verantwortung für sich selbst.

Und sie macht – zunächst nicht reflektiert, wohl aber emotional erfasst – eine entscheidende Bemerkung, nämlich, dass auch sie in einer vergleichbaren Situation von Kränkung und Zurückweisung verzweifelt wäre. Damit erhält der Patient die Botschaft, dass er zu verstehen ist, dass das, was er mitgeteilt hat, emotional geteilt werden kann.

Und nun kommt sie auch seinem narzisstischen Bedürfnis entgegen, indem sie ihm nicht nur ihre Hände entgegenhält, sondern ihm sagt, dass sie noch nie jemandem sonst so lange die Hände entgegengehalten habe. Vielleicht spielt das nachdrückliche Angebot des mütterlichen Ersatz-Objektes eine Rolle. Jedenfalls kann der Junge die Hilfe annehmen und erleben, dass es keine Schande, kein Versagen ist, auf den Boden der Realität herunterzukommen.

Er bekam übrigens einen Ausbildungsplatz bei der Polizei in einem anderen Bundesland.

6.3 Theoretischer Hintergrund bei Suizidalität

Suizidalität und Selbstmord sind häufig.

Tod durch Selbstmord und insbesondere Selbstmordversuche sind nicht selten. Man schätzt, dass sich in Mitteleuropa jährlich etwa 18 Menschen pro 100.000 Einwohner suizidieren. Damit ist diese Todesursache zeitweilig häufiger als Tod durch Unfall im Straßenverkehr.

Die Zahl der Suizidversuche wird mindestens auf das zehnfache geschätzt.

Vor der Therapie sollte natürlich eine differentialdiagnostische Abgrenzung erfolgen. Zu klären ist, ob eine früher so genannte endogene Psychose vorliegt, eine schwere phasische Depression, oder eine Schizophrenie. Bei schwerer Depression kreist das Denken oft um eigenes Versagen, sodass es manchmal schwer ist, diese Erkrankung von einer Konfliktreaktion zu trennen.

Bei Suizidalität liegt meistens ein psychogener Konflikt vor, am häufigsten ein Beziehungskonflikt.

Am häufigsten liegt aber bei suizidaler Gefährdung oder nach einem Suizidversuch eine psychogene depressive Reaktion vor mit akuter Zuspitzung oder Chronifizierungstendenz. Es kann sich um Belastungsreaktionen handeln, meistens liegt eine Dekompensation bzw. Überforderung bei grundlegendem neurotischen Konflikt vor.

Zu den Risikogruppen gehören suchtkranke Menschen, Patienten mit psychischen Erkrankungen, alte und einsame und kranke Menschen und solche, die früher schon einen oder mehrere Suizidversuche unternommen haben. Sie sind ganz besonders suizidal gefährdet. Auch Ärzte haben ein deutlich erhöhtes Suizidrisiko!

> **Therapie setzt psychodynamisches Verständnis voraus.**

Der Interessierte mag genauer nachlesen, z.B. in den zum Verständnis der suizidalen Dynamik sehr wichtigen Arbeiten von Henseler (1981) und Reimer (1996). Wichtige und hier zusammenzufassende Grundzüge sind häufig: Unmittelbar vor der suizidalen Krise gibt es oft einen drohenden Objektverlust, d.h. eine befürchtete Trennung von einer wichtigen Bezugsperson. Oft geht von dieser Person eine subjektiv als erheblich erlebte Kränkung aus. Die entsprechende Kränkungswut blitzt allerdings manchmal nur kurz auf, weil die damit verbundenen aggressiven Impulse vom Patienten abgewehrt werden müssen.

> **Selbst-Mord ist eine andere Form von Mord.**

Diese Kränkungswut ist dem Patienten oft nicht oder nur blitzartig kurz bewusst. Die fremdaggressiven Impulse wenden sich sehr schnell in autoaggressive Tendenzen. Die Schwere dieser Reaktion ist nur vor dem Hintergrund eines narzisstisch gestörten inneren Gleichgewichts verstehbar. Der Patient fühlt sich entwertet, er sei nichts mehr wert, es habe alles keinen Sinn mehr.

Manche Patienten ziehen sich dann mehr und mehr zurück, sehnen sich nach Ruhe, Wärme, Geborgenheit. Wenn dann keine Änderung eintritt, kommt es zum Selbstmord oder zum Selbstmordversuch.

Oft wird nicht der Tod gewünscht, sondern das Leben ist unerträglich.

An dieser Dynamik muss das Gespräch ansetzen.

6.4 Leitlinien des therapeutischen Gesprächs

Gesprächsführung wird oft als schwierig angesehen.

Viele Ärzte haben eine Scheu, bei Verdacht auf suizidale Tendenzen direkt das Thema anzusprechen, und nach einem Suizidversuch gibt es zahlreiche Hindernisse für ein offenes Gespräch. Teilweise hat das mit der Gegenübertragung des Therapeuten zu tun, teilweise besteht Ratlosigkeit über das Gesprächsvorgehen, teilweise fühlt sich der Arzt in der Erwartung überfordert, durch ein Gespräch schnelle Hilfe erreichen zu können.

Oft sind aber therapeutische Gespräche aus zwei Gründen hilfreich und befriedigend: Einerseits ist die psychodynamische Konfliktkonstellation in komprimierter Weise in ein oder zwei Gesprächen explorierbar, der (häufige) Beziehungskonflikt ist oft verdichtet wie durch ein Brennglas. Andererseits ist bei geglückter Intervention die therapeutische Hilfestellung befriedigend und bietet gute Anschlussmöglichkeiten weitergehender Psychotherapie. Und Patienten sind oft für ein offenes Gespräch über akute oder chronische Suizidalität dankbar, oft sind sie erleichtert, wenn sie über die ihnen ausweglos erscheinenden Konflikte mit jemandem sprechen können.

Grundlage des Gesprächs ist eine empathische Akzeptanz der Verzweiflung und Ratlosigkeit des Patienten.

Der Arzt muss zuallererst akzeptieren und für möglich halten, dass der Patient in dieser (Kränkungs-)Situation nicht weiterweiß, ratlos und verzweifelt ist und keinen Ausweg sieht. Frühe Versuche der Klassifikation der Ernsthaftigkeit eines Suizidversuches gehen am Problem vorbei.

Direkt fragen.

Bei befürchteter Suizidalität oder nach einem Suizidversuch ist das *offene* Gespräch darüber wichtig. Oft besteht bei Patienten eine Scham, über Suizidgedanken oder besonders über den (ja misslungenen) Suizidversuch zu sprechen. Manche Patienten (fast jeder zweite) machen aber Ärzten gegenüber vorsichtige Andeutungen und prüfen, ob der Arzt in der Lage ist, darüber zu sprechen.

Nicht nach Suizidalität zu fragen oder diskrete Andeutungen zu überhören, ist ein Kunstfehler. Das direkte Gespräch schadet auch nicht. Menschen, die wirklich nicht suizidal sind, werden es auch nicht durch die Nachfrage des Arztes. So gefährlich kann keine ärztliche Nachfrage sein. Wenn Patienten aber suizidale Gedanken haben, sind sie oft erleichtert, wenn der Arzt durch seine Nachfrage signalisiert, dass er bereit ist, über dieses Thema zu sprechen.

Modifikation gegenüber regulärer Psychotherapie:
aktiveres Vorgehen, weniger abwartend, fokussierend, dichtere Frequenz.

Wenn die Gefahr suizidaler Handlung oder deren Wiederholung besteht, kann man verständlicherweise nicht abwartend die Entwicklungsmöglichkeiten des Patienten betrachten. Der Therapeut muss vielmehr mit fokussierender Einstellung die aktuelle Dekompensation und deren Anlass in den Vordergrund stellen und mit dem Patienen zusammen aktiver als sonst die dahinter verborgene psychodynamische Konstellation erarbeiten.

Nach einer suizidalen Handlung, nach einem Suizidversuch muss nach der unmittelbar vorhergehenden Konstellation gefragt werden. Oft reagieren Patienten beschämt und verneinen wesentliche Probleme, manchmal können sie sich aber schon bei den ersten Fragen nach kränkenden Lebensumständen hinsichtlich wichtiger Bezugspersonen erinnern und äußern.

„Was war unmittelbar vor Ihrem Suizidversuch belastend und kränkend?" – Wenn die Patienten auf eine solche Frage ausweichend antworten oder etwas diffus darüber sprechen, dass Suizidgedanken schon lange Zeit bestehen, muss man konkretisierend nachfragen, warum gerade jetzt die Selbstmordgedanken zum

Suizidversuch geführt haben: „Was hat gerade gestern dazu geführt, dass Sie so verzweifelt wurden, dass Sie nicht mehr weiterwußten?"

Oft finden sich dann Mini-Kränkungen, die „das Fass zum Überlaufen" brachten.

Man muss sich vergegenwärtigen, dass Patienten verzweifelt sind und selbst keinen anderen Ausweg als die suizidale Handlung wussten. Eine zu forsche und zu frühe Förderung der narzisstischen Wut überfordert Patienten manchmal. Denn wenn sie selbst genug wütend hätten sein können, wäre es nicht zum Suizidversuch gekommen. Deshalb muss erst einmal die Enttäuschung und die Kränkung und die nachfolgende Trauer und Ratlosigkeit im Gespräch verdeutlicht werden. Erst danach kann die oft nur kurz in Erscheinung getretene Aggression als Reaktion auf die erlittene Kränkung bearbeitet und behutsam verbreitert werden. Auch hier sind empathische Verstärkungen hilfreich, z.B.: „Das hat Sie geärgert oder sogar wütend gemacht?"

Wenn es auf diese Weise gelingt, Kränkung und verleugnete Kränkungswut zu besprechen, ist das Gespräch geglückt und in Gang gekommen. Danach kann dann weiter besprochen werden, was der Patient anstelle dieser Verhaltensweise der wichtigen Bezugsperson erwartet hätte, was er sich wünscht. Dieser Gesprächsteil ist ausführlich zu verbreitern, der nahe liegende Wunsch des Arztes, schnell nach hoffnungsbringenden Lösungsmöglichkeiten zu suchen, sollte auf spätere Gespräche verschoben werden. Denn wenn das einfach ginge, wäre der Patient nicht so verzweifelt gewesen. Und eine zu rasche Suche nach positiven Veränderungsmöglichkeiten führt dazu, dass der Patient sich in seiner Kränkung, Enttäuschung, Aussichtslosigkeit nicht hinreichend genug akzeptiert fühlt.

Bei einem der nachfolgenden Gespräche, also nicht schon im Erstgespräch, bei schon eingeleiteter Kurzpsychotherapie, ist es oft empfehlenswert und hilfreich, die Kränkbarkeit dieser Person zu verbreitern, zu erweitern, gemeinsame Muster zu suchen, die von früher her traumatisierend bekannt sind. Damit kann der gegenwärtige Konflikt auf unbewusste („vergessene") ältere Konflikte mit früheren wichtigen Bezugspersonen zurückgeführt werden. Das entlastet oft sehr nachhaltig die aktuelle Beziehung und bereitet den Patienten für eine weitergehende Psychotherapie vor. Erst wenn im Sinne einer tiefenpsychologischen Psychotherapie als Kurztherapie diese vertikale Ebene hinzugenommen werden kann, sind fruchtbare therapeutische Veränderungsmöglichkeiten in Sicht.

Einige praktische Hinweise zur Intervention

Man kann bei entsprechenden Risikogruppen oder beim Eindruck von Depressivität z.B. direkt fragen: „Haben Sie schon einmal daran gedacht, sich etwas anzutun?", „Macht Sie das so verzweifelt, dass Sie nicht mehr weiterwissen?"

Wenn der Patient eine dieser Fragen ausweichend oder bejahend beantwortet, muss weiter gefragt werden nach konkreten Phantasien oder Vorbereitungen: „Wie würden Sie das tun? Haben Sie schon genauer darüber nachgedacht, wie Sie sich etwas antun würden?"

Insbesondere Henseler (1981) betont die Bedeutung tiefenpsychologischen und analytischen Verständnisses und beschreibt daraus die folgenden Schritte therapeutischer Krisenintervention:
- Suche nach dem kränkenden Anlass,
- Suche nach dem Hauptgrund,
- Suche nach dem gemeinsamen Nenner.

Mit anderen Worten könnte man auch folgende Schritte für die Gesprächsführung zusammenstellen:
- Offen reden, Selbstmord als Möglichkeit akzeptieren, jeder Suizidversuch ist prinzipiell ernst.
- Was ist unerträglich, was war der Anlass für Enttäuschung, Kränkung, Ärger?

- Was wird eigentlich gewünscht?
- Welche Wiederholungen früherer Enttäuschungen lassen sich finden?
- Nach früher psychotherapeutischer Krisenintervention sollte die Vorbereitung auf eine weitergehende (ambulante) Psychotherapie erfolgen.
- Gibt es Realprobleme, für die Realhilfe möglich ist?

Es muss von Fall zu Fall entscheiden werden, ob die erste Krisenintervention etwa auf einer internistischen Station nach einem Suizidversuch stattfinden soll oder als mehrtägige Krisenintervention in einer psychiatrischen Klinik. Reimer und Arentewicz haben 1993 eine stationäre Kurzpsychotherapie beschrieben, die praktikabel ist, mit einer Aufenthaltsdauer von wenigen Tagen bis zu einer Woche. Eine sehr frühe und intensive Psychotherapie mit 1 bis 2 Gesprächen täglich wird empfohlen.

In der präsuizidalen Situation ist von Fall zu Fall zu entscheiden, ob ein Klinikaufenthalt nötig ist, oder ob Krisenintervention und Kurzpsychotherapie mit täglichen ambulanten Kontakten durchgeführt werden können.

> **Jede Krisenintervention sollte zumindest eine Kurzpsychotherapie vorbereiten.**

Mögliche Schwierigkeiten und Fallstricke

Ärzte wehren Suizidalität oft ab – Achtung: Negative Gegenübertragung!

Bei Ärzten ist die Suizidgefährdung drei- bis viermal höher als in der Bevölkerung sonst, und Ärzte haben häufig schon selbst Suizidgedanken gehabt. Auf der anderen Seite möchten und müssen Ärzte helfen, fühlen sich aber von Suizidpatienten oft abgewiesen und dann auch überfordert.

Reimer (1991, 1996) hat eindringlich beschrieben, wie Ärzte oft ärgerlich auf Suizidpatienten reagieren, und wie dann die sonst fürsorgliche Sachlichkeit oft zu kurz kommt. Er weist auf häufige Fehler im Umgang mit suizidalen Patienten hin:

> **Präsuizidale Fehler sind:**
> - Latente Signale übersehen bzw. nicht aufgreifen,
> - Appelle verharmlosen, nicht ernst nehmen,
> - direkte Fragen nach Suizidalität vermeiden.

Postsuizidale Fehler im Umgang mit Patienten

Folgende Fehler können im Umgang mit den Patienten unterlaufen:
- Patienten schämen sich oft, wenn sie überleben und neigen zur Bagatellisierung, was Ärzte manchmal mitmachen und damit die fortbestehende Suizidalität abwehren.
- Provokationen durch den ablehnenden Patienten werden oft persönlich genommen und ärgerlich beantwortet. Dabei prüfen manchmal Patienten damit die Belastbarkeit des Arztes.
- Häufige Bemühungen, Suizidversuche in demonstrative oder ernst gemeinte zu unterteilen, ist oft nicht möglich und der entsprechende Versuch muss fehlerhaft bleiben.
- Einseitige theoretische Vorstellungen über die Hintergründe der Suiziddynamik und sehr schnelle Suche nach positiven Veränderungsmöglichkeiten werden der Problematik des Patienten oft nicht gerecht und wehren die Hilflosigkeit auf beiden Seiten ab.
- Bestrafung durch Nichtbeachtung hilft nicht.

Daraus resultiert oft, dass Patienten nach einem Suizidversuch ärgerlich abgewehrt werden, kurz abgefertigt werden, schnell weggeschickt werden, bestenfalls an den konsiliarischen Psychiater überwiesen werden. Hilfreich wäre stattdessen insbesondere im Erstgespräch nach einem Suizidversuch eine ausführliche und ruhige und einfühlsame Exploration. Und Psychotherapeuten in Klinik und Praxis tendieren auch manchmal dazu, bei Suizidalität die Behandlung zu unterbrechen und an einen anderen Arzt zu überweisen, wobei der Abbruch der therapeutischen Beziehung nicht hilfreich ist.

Sperling (1972) hat vor langer Zeit schon auf das Problem hingewiesen, dass der Arzt infolge negativer Gegenübertragung manchmal Schwierigkeiten mit hilfreicher Grundeinstellung haben kann, insbesondere wenn er in Identifikation mit aggressiven und mitleidenden Anteilen selbst das Gefühl hat, der Patient habe in dieser Situation eigentlich recht.

Manchmal hilft dann, die oben erwähnten Regeln der Gesprächsführung sachlich anzuwenden und sich zu vergegenwärtigen:

> **Suizid hat weniger mit Tod zu tun als mit der Unerträglichkeit des gegenwärtigen Lebens.**

Weiterführende Literatur

Haenel, T. (1989). *Suizidhandlungen*. Berlin: Springer.

Henseler, H. (1981). Krisenintervention – Vom bewussten zum unbewussten Konflikt des Suizidanten. In H. Henseler & C. Reimer (1981). *Selbstmordgefährdung. Zur Psychodynamik und Psychotherapie*. Stuttgart: Frommann-Holzboog.

Reimer, C. (1991). Probleme im Umgang mit Suizidgefährdeten. In W. Felber & C. Reimer (Hrsg.)(1991). *Klinische Suizidologie*. Berlin: Springer.

Reimer, C. (1996). Der psychotherapeutische Umgang mit suizidalen Patienten. In C. Reimer et al. (1996). *Psychotherapie*. Berlin: Springer.

Reimer, C. & Arentewicz, G. (1993). *Kurzpsychotherapie nach Suizidversuch*. Berlin: Springer.

Sperling, E. (1972). Das therapeutische Gespräch mit Suicidalen. *Nervenarzt, 43*, 409—411.

Wedler, H., Wolfersdorf, M. & R. Welz (1992). *Therapie bei Suizidgefährdung – Ein Handbuch*. Regensburg: Roderer.

7 Das Gespräch mit dem Borderline-Patienten

P. Müller

7.1 Einführung

Borderline-Patienten kommen häufiger als früher zum Psychotherapeuten und werden oft plötzlich in psychiatrische Kliniken eingewiesen. Intensität und Wechselhaftigkeit der Störung stellen hohe Anforderungen an das therapeutische Team und an den Einzeltherapeuten. Bei übermäßig engagierten Therapeuten am Beginn ihrer Erfahrung kommt es fast regelhaft zu Verstrickungen und nachfolgenden Enttäuschungen beim Therapeuten und zur wiederholten Erfahrung scheiternder Beziehungen beim Patienten. Das muss bedacht werden, wenn man sich auf die Therapie von Borderline-Patienten einlässt.

Die Therapie ist trotz der skizzierten Schwierigkeiten erlernbar, verlangt aber einige Modifikationen gegenüber geläufiger tiefenpsychologischer Psychotherapie. Diese Besonderheiten sollen in diesem Kapitel erläutert werden. Insbesondere das Gespräch in der Einzeltherapie soll dargestellt werden.

7.2 Fallbeispiel: Frühe Verletzungen

Eine 24-jährige Arzthelferin wurde dem Therapeuten von der Psychiatrischen Klinik zur ambulanten Psychotherapie zugewiesen. In der Klinik war sie mehrfach wegen suizidaler Handlungen und wiederholter Selbstverletzungen kurz stationär behandelt worden. Die Patientin schnitt sich mit Rasierklingen am Unterarm, nahm sich selbst Blut ab, war dann oft auf der Notaufnahmestation eines

Allgemeinkrankenhauses. Später wurde bekannt, dass seit Jahren eine Bulimie besteht.

Sie meldete sich selbst telefonisch an und bat um ein Erstgespräch. Als dieses nicht in derselben Woche stattfinden konnte, sondern erst in der darauf folgenden Woche, schnitt sie sich gleich im Anschluss an diese telefonische Terminvereinbarung, wie sie bei dem dann folgenden Erstgespräch ruhig und freundlich und ohne spürbaren Affekt berichtete.

Die ersten Gespräche verliefen freundlich und kooperativ, die Patientin berichtete bereitwillig im Rahmen der Anamneseerhebung. Danach wurde der Kassenantrag gestellt, schon vor der Entscheidung der Krankenkasse wurde wegen der von der Klinik und von ihr berichteten Dringlichkeit mit der Behandlung begonnen: Es fanden wöchentlich 2 Sitzungen im Gegenübersitzen statt. Bald darauf wünschte die Patientin 3 oder 4 Stunden wöchentlich und veranlasste ihre Chefin und ihre Hausärztin, beim Therapeuten anzurufen und diesem Wunsch Nachdruck zu verleihen.

Als auf diese Weise eine intensive Zuwendungsbedürftigkeit signalisiert wurde, worauf der Therapeut seinen Möglichkeiten entsprechend passager einging, passager aber ihre Wünsche nach Zusatzstunden nicht erfüllen konnte, kam es zu folgender Entwicklung: Die Patientin wurde immer einsilbiger, sprach in der Stunde weniger.

Gespräch

Therapeut (T.): „Was empfinden Sie, was geht in Ihnen vor?“
Die Patientin (P.) schweigt längere Zeit.
T.: „Wollen Sie mir sagen, was in Ihnen vorgeht?“
P. (nach längerer Zeit): „Nichts. Ich habe keine Gedanken.“
Nach einer Pause: „Ich kann über Dinge, die mir wichtig sind und die mich interessieren, hier nicht sprechen, Sie wollen das sowieso nicht hören.“
T.: „Woraus schließen Sie das, gibt es aus früheren Äußerungen von mir dafür Anhaltspunkte?“
P.: „Nein, nicht direkt, ich weiß das.“

*Längere Gesprächspause. Die Patientin trommelt jetzt mit
den Händen auf ihren Kopf und schlägt dann mit dem Kopf
gegen die Wand hinter ihrem Sessel. Kurz darauf schreit sie
mehrfach kurz ohne verbale Äußerung und sagt dann:*
P.: „Ich sehe rotes Blut fließen, alles ist ganz rot, ich schnei-
de eine große Ader von mir, aber eigentlich ist es Ihre.“
T.: „Jetzt aber Schluss damit, auf diese Weise können wir
nicht miteinander sprechen. Sie tun alles, dass ich über
Ihre Empfindungen und Gedanken nichts erfahre, Sie
setzen lediglich bedrohliche Zeichen, da muss das Gespräch stocken. So kann ich Ihnen nicht helfen.“
*Die Patientin unterbricht den Therapeuten, springt auf, läuft
zur Tür, verlässt das Sprechzimmer und das Haus. Zur nächsten Stunde, die fest vereinbart war, erscheint sie pünktlich,
es folgt eine Stunde, in der relativ gelassen miteinander
gesprochen werden kann. In deren Verlauf:*
P.: „Ich habe mich übrigens nach der letzten Stunde nicht
schneiden müssen, obwohl ich das vorhatte. Es ging mir
besser.“
Der Therapeut wartet schweigend ab.
*Die Patientin berichtet nach längerer Pause über eine andere
Begebenheit im Beruf.*
*Hierbei wird deutlich, dass die Patientin auf ein empathisches
Gesprächsangebot außerordentlich heftig reagiert, aggressive
Phantasien äußert, so, als dürfe einfühlendes Verstehen nicht
sein.*
*Auffällig ist weiterhin der sehr abrupte Wechsel zwischen in-
tensivem Wunsch nach Zuwendung und heftiger Aggressivi-
tät einerseits und relativ plötzlicher sachlicher Schilderung
andererseits. Deutlich wird dabei oft, dass die Patientin
einerseits Sehnsucht nach intensiver Zuwendung hat, den
Therapeuten hinsichtlich seiner Reaktionen übergenau beobachtet und beim ersten Anzeichen z.B. eines freundlichen
Eingehens auf ihre Wünsche mit heftiger Abwehr reagiert.
Das zeigte sich auch in einer anderen Stunde: Am Ende einer
relativ kooperativen Stunde ohne heftige emotionale Erre-*

*gung und nach Besprechung ihrer ganz guten Arbeitsfähig-
keit im Beruf gab sie dem Therapeuten zum Abschied die
Hand, wobei er sie kurz und freundlich zum Abschied an-
lächelte.
In der nächsten Stunde erschien sie gleich zu Beginn heftig
erregt.
P.: „Sie haben mich ausgelacht am Ende der letzten Stunde,
wie gemein von Ihnen, ich habe mich hinterher zu Hause geschnitten und war auf der Notaufnahmestation."
Der Therapeut wartet schweigend ab.
In früheren Therapiephasen hatte er auf solche Mitteilungen
mit einer deutenden Intervention geantwortet (z.B.: „Freund-
liche Zuwendung löst bei Ihnen heftige Aggressionen aus, wie
wenn dieses nicht sein darf."). Später hatte sich gezeigt, dass
ohne Kommentar die geduldige Fortsetzung therapeutischer
Arbeit günstiger ist.*

Nach etwa zweijähriger Therapie kamen solche aggressiven Durch-
brüche immer seltener vor, die Patientin schnitt sich auch zwischen
den Stunden deutlich seltener. Die zwischenzeitliche Behandlungs-
zeit war für den Therapeuten außerordentlich belastend und stellte
die Fortsetzungsmöglichkeit der Therapie immer wieder in Frage.

In einem späteren Therapieverlauf konnten dann in der jeweiligen Stunde Empfindungen der Patientin sachlicher aufgegriffen
und im Hier und Jetzt verdeutlicht und bearbeitet werden.

Ergänzung zum Fallbeispiel

Aus der Anamnese ist Folgendes nachzutragen: Nach schwerer
Geburt war die herzkranke Mutter der Patientin im Anschluss an
ihre Geburt und nach einer Embolie längere Zeit schwer krank,
körperlich nicht belastbar. Im ersten halben Lebensjahr der Patientin konnte sie diese nicht selbst betreuen, die Patientin wurde in der Kinderstation des Krankenhauses versorgt. Später nahm
ihre Mutter sie dann zu sich, war selbst aber weiterhin häufig
schwer körperlich krank. Die Mutter starb, als die Patientin 8 Jah-

re alt war. Der Vater wurde von ihr als streng und rücksichtslos geschildert, war passager jähzornig und schlug die Patientin bei auch kleinen Verfehlungen. Sie wuchs auf einem Bauernhof auf und erinnerte im Laufe der Therapie, dass sie schon in ihrer Kindheit erheblich irritiert war durch das grobe Umgehen mit Tieren, wenn diese z.B. in Waggons geprügelt wurden, um zum Schlachthof gebracht zu werden. Mit überstarker Sensibilität wurde auch heute noch wahrgenommen, wenn jemand gedankenlos, rücksichtslos mit ihr umging. Die Sehnsucht nach intensiver Zuwendung war über weite Strecken der Therapie sicher auch mit ein Grund für heftige Reaktionen dann, wenn die von ihr gewünschte Intensivierung der Zuwendung zum Greifen nahe schien. Hier hatte der Therapeut möglicherweise schon anfangs einen Fehler gemacht, indem er auf die Wünsche nach Stundenvermehrung zu sehr einging. Im weiteren Verlauf der Therapie wurden dann über längere Strecken konstant 2 Wochenstunden beibehalten. Erst nach zweijähriger Therapie wurde die Frequenz langsam reduziert, wobei die Patientin zunehmend Autonomietendenzen bei sich selbst wahrnehmen konnte und sich um ihre eigenen Lebensbelange kümmerte.

7.3 Theoretischer Hintergrund beim Borderline-Syndrom

Diagnostik

Manchmal werden schwierige Patienten als „Borderliner" bezeichnet. Übereinstimmend wird eine Borderline-Störung dann erst anzunehmen sein, wenn nach dem Diagnose-Manual DSM-IV fünf der folgenden neun Kriterien vorliegen:

1. Verzweifeltes Bemühen, Alleinsein zu verhindern.
2. Zwischenmenschliche Beziehungen sind intensiv, aber instabil.
3. Ausgeprägte Identitätsstörung.
4. Impulsivität bei mindestens 2 selbstschädigenden Aktivitäten (Geldausgaben, Sexualität, Drogen, Diebstahl, rücksichtsloses Fahren etc.).
5. Wiederholte Suiziddrohungen oder Suizidversuche oder Selbstverletzungen.

6. Affektive Instabilität.
7. Chronisches Gefühl der Leere oder Langeweile.
8. Wiederholte unangemessene Wutausbrüche.
9. Vorübergehende belastungsunabhängige paranoide Vorstellungen oder dissoziative Symptome.

Psychodynamik

Hier können und sollen nur einige Grundlagen skizziert werden, auf die weiterführende Literatur sei verwiesen.

Das kleine Kind erlebt sich selbst, sein Befinden und seine Bedürfnisse primär über die ersten und deshalb wichtigen Bezugspersonen, in unserer Gesellschaft oft die Mutter. Dabei kann anfangs zwischen Selbst und Objekt nicht sicher unterschieden werden. Werden frühkindliche Bedürfnisse hinreichend erfüllt, sind Zeiten des Missbehagens kurz und werden bald von Befriedigung und Wohlbefinden abgelöst. Das kleine Kind erlebt sich und die Bezugsperson überwiegend als gut.

Bei häufigen oder länger dauernden Versagungen und Trennungen oder Misshandlungen (die sich häufig in der Vorgeschichte von Borderline-Patienten finden) erlebt das Kind die Hauptbezugsperson – und damit in frühen Stadien eben auch sich selbst! – als böse. Dann können auch in der späteren Entwicklung der Separation und Wiederannäherung Enttäuschungen und Trennungen nicht relativiert werden durch hinreichend gute Erfahrungen.

Denn nur beim Überwiegen guter Erfahrungen und erst nach und nach kann das Kind im Laufe seiner Entwicklung erleben, dass z.B. die Mutter gute und unfreundliche, böse, versagende Seiten hat und damit das Kind auch. Erst dann können Versagungen und Trennungen ausgehalten werden – nach dem Motto: „Jetzt ist es scheußlich, aber es kommen wieder bessere Zeiten."

> **Gut und Böse bleiben getrennt beim Patienten und beim Gegenüber und wechseln schnell.**
>
> **Folgen: Identitätsdiffusion, Spaltung in Omnipotenz und Entwertung, mangelhafte Fähigkeit zur Realitätsprüfung.**

Dem Borderline-Patienten mangelt es an den geschilderten hilfreichen Entwicklungs- und Erfahrungsmöglichkeiten. Er kann gute und böse Anteile bei sich und auch bei wichtigen Bezugspersonen nicht genug in einer Person integrieren und damit relativieren. Es kommt zu heftigen affektbesetzten Schwankungen im Erleben des Selbst und der Objekte: Mal fühlt sich der Patient und/oder sein Gegenüber abgrundtief schlecht und verlassen, mal überschwänglich ausschließlich gut und allmächtig. Die besondere Schwierigkeit liegt darin, dass diese affektive Aufspaltung nicht nur bei verschiedenen Personen erlebt wird, sondern auch z.T. im schnellen Wechsel bei der gleichen Person. Diese (oder die eigene Person) ist z.B. jetzt gut und nett und kurz darauf versagend, trennend, böse.

Chaotische Objektbeziehungen, Ängste vor dem Verlassenwerden.

Diese Neigung zur insbesondere wechselhaften Aufspaltung in Gut und Böse führt natürlich zu chaotischen Objektbeziehungen. Zugrunde liegen fortbestehende Ängste vor dem Verlassenwerden, eine langfristige Halt gebende Beziehung wird nicht für möglich gehalten und durch das geschilderte Verhalten auch erschwert. Die Spaltungsneigung ist für Therapeuten oft schwer auszuhalten. Damit kann man auch erahnen, wie schwer diese Störung für den Patienten selbst zu ertragen ist, der ja vor sich nicht weglaufen kann, wenn er sich als böse oder versagend erlebt. Daraus ableitbar sind die oben dargestellten Hauptsymptome.

7.4 Leitlinien des therapeutischen Gesprächs

Die Behandlung von Borderline-Patienten stellt besondere Anforderungen an die therapeutische Arbeit. Modifikationen des therapeutischen Vorgehens – im Vergleich zum üblichen tiefenpsychologischen Vorgehen bei Neurose-Patienten – sind hierbei besonders erforderlich.

Ziel: Gut *und* Böse integrieren im *Selbst* und im *Objekt*.

In der Behandlung soll der Patient zunehmend erfahren, dass er selbst und die jeweils andere Person sowohl positive als auch negative Seiten hat – und das situationsgemäß mal mehr und mal weniger. Er soll erfahren, dass die momentane Ausschließlichkeit der Sichtweise relativiert werden kann, dass z.B. ein passager versagender Therapeut im Grunde überwiegend verlässlich und positiv zum Patienten eingestellt bleibt und nicht in schwierigen Situationen „verloren geht".

> **Weg: Selbst und Objekt realistisch und differenziert wahrnehmen, anfangs nur im Hier und Jetzt.**

Das klingt leicht für den Therapeuten, der der Spaltungsneigung nicht unterliegt. Das ist schwer im therapeutischen Alltag und stellt alle therapeutischen und privaten Bezugspersonen oft auf eine harte Probe der Verlässlichkeit und Zuwendung.

> **Der Therapeut muss den Patienten emotional akzeptieren (oder wohlwollend verstehen und respektieren) und aushalten können.**

Heigl-Evers et al. betonen, dass eine grundlegende emotionale Akzeptanz gegenüber den Patienten erforderlich ist, ein Verständnis der lebensgeschichtlichen Entwicklung dieses Patienten mit der Folge, dass der Patient sich ohne primäre Schuld in seiner Persönlichkeitsstruktur verstricken muss. Aus dieser Grundeinstellung heraus ist es möglich, bei allen Schwierigkeiten der Therapie eine Haltung des Respektes gegenüber der Person und seiner Entwicklungsgeschichte zu haben.

> **Nötig sind: Struktur und Toleranz, Klärung, Konfrontation, Differenzierung, rationaler Dialog, „Prinzip Antwort".**

Beim Patienten herrscht diffuses Chaos. Der Therapeut muss deshalb betont strukturierend vorgehen, selbst genügend Struktur vermitteln. Im Gegensatz zum üblichen therapeutischen Vorgehen bei neurotischen Patienten soll das Gespräch ruhig rational und als klärender Dialog geführt werden. Der Therapeut sollte in eigenen Äußerungen Toleranz erkennen lassen, sowohl gegenüber den unterschiedlichen und wechselnden Zügen des Patienten als auch gegenüber anderen Personen als auch gegenüber grundsätzlichen oder tagespolitischen Themen, bei denen Klarheit *und* Differenzierung vermittelt werden können.

Der Patient soll ermuntert werden, Empfindungen und Erlebnisse mit sich selbst und mit anderen Personen detailliert mitzuteilen, wobei konkretes Nachfragen des Therapeuten hilfreich ist. Erst bei strukturierender Klärung und Differenzierung können eventuell vorhandene verzerrte oder einseitige Wahrnehmungen und im Hintergrund vorhandene Befürchtungen, Ängste und Enttäuschungen „entdeckt" und differenziert bearbeitet werden.

Natürlich überträgt der Patient seine früheren Erfahrungen auch auf den Therapeuten. Das äußert sich z.B. in Vermutungen über dessen Interesse bzw. Desinteresse. Es ist dann hilfreich, auch kurze Äußerungen des Patienten über den Therapeuten aufzugreifen, zu benennen und zu beantworten. Insofern ist das therapeutische Vorgehen von der analytischen Psychotherapie abgeleitet. Das „Prinzip Antwort" haben besonders Heigl und Heigl-Evers herausgearbeitet und betont. Sie weisen darauf hin, dass eine solche Antwort dem Patienten vermitteln soll, was sein Verhalten beim anderen bewirkt, sie soll zeigen, dass und auf welche Weise sich der Therapeut als Realperson von den übertragenen Anteilen unterscheidet und abgrenzt, dass sich der Therapeut auch vor unzumutbaren Ansätzen zu schützen weiß.

Dabei können sowohl falsche oder einseitige Wahrnehmungen aus Sicht des Therapeuten korrigiert werden als auch richtige Wahrnehmungen bestätigt werden. Letzteres ist hilfreich, weil der Patient dann auch richtige Wahrnehmungen und Einschätzungen in der Rückmeldung als positiver als sonst allein erleben kann. Das fördert Wahrnehmung und Akzeptanz hilfreicher Seiten und stabilisiert damit das Selbst des Patienten.

Praktische Hinweise zur Intervention

Insbesondere Kernberg beschreibt und betont, dass von Anfang an viel Zeit darauf verwendet werden muss, einen Behandlungsvertrag und die Bedingungen und Umstände der Behandlung zu verdeutlichen, gerade weil im Laufe der Behandlung Belastungen und Schwankungen in der therapeutischen Beziehung kommen werden, die der Patient dann nicht als Folge willkürlicher Reaktionen des Therapeuten ansehen sollte, sondern konsequent als vorher angekündigte Bedingungen des Behandlungsvertrages.

> **Beginn nur mit klarem Behandlungsvertrag.**
> **Schon dadurch wird gezeigt, dass der Therapeut selbst ein verlässliches Objekt anbieten muss, an dem sich der Patient im Laufe der Therapie orientieren kann, unterstützt durch Beobachtung im Gegenübersitzen und durch Nachfragen.**

Das Setting empfiehlt sich wie folgt: Gegenübersitzen, anfangs mehrfach wöchentlich, eventuell anfangs 2 bis 3 Monate befristet stationär, später nur kurze befristete stationäre Kriseninterventionen. Behandlungsdauer 2 bis 5 Jahre, später einmal wöchentlich Sitzungen, gegen Ende der Behandlung seltener.
- Affekte benennen, nicht anwachsen lassen,
- Wahrnehmungen des Patienten klären.

Beispiel

P.: „In der letzten Stunde waren Sie mürrisch und haben sich überhaupt nicht dafür interessiert, was ich sagte ...“

T.: „Das ist auch aus meiner Sicht weitgehend richtig, hat aber nichts mit Ihnen oder Ihren Äußerungen zu tun. Ich war wirklich müde, hatte vorher Nachtdienst, musste mehrfach raus.“

Der Therapeut bestätigt die Wahrnehmung des Patienten als richtig und erklärt sie kurz mit der realen Ursache. Diese muss stimmen, Unaufrichtigkeit oder „Mauschelei“ spürt der Patient ohnehin und wird sie als gegen sich gerichtet erleben. Oder in einer anderen Situation:

P.: „Sie haben auch kein Interesse an mir. Letzte Stunde waren Sie zurückhaltend, haben wenig gesagt, auf meine Vorwürfe nicht geantwortet ...“

T.: „Das ist richtig, es sprudelten aus Ihnen so unterschiedliche Empfindungen heraus, da hatte ich Mühe zu folgen und zu verstehen. Da habe ich weniger gesagt. Ich musste erst in der Zwischenzeit für mich Klarheit suchen, jetzt meine ich zu sehen, was da los war: …“

Der Therapeut bestätigt die Wahrnehmung des Patienten, schreibt sie jetzt aber nicht anderen Einflüssen zu, sondern dem Patienten selbst, räumt passager eigene Mühe ein und bietet dann an, über seine nachträgliche Sicht zu sprechen mit einer vorsichtigen Probedeutung. Diesen Aspekt kann der Patient aufgreifen oder nicht. Wenn er das nicht tut, kann man verdeutlichen: „Es scheint jetzt nicht mehr wichtig zu sein, was ich zum Thema von vorgestern meine. Warum ist das so?“

In ähnlicher Weise sollen auftauchende Affekte als Signal genommen und identifiziert und differenziert und damit verdeutlicht werden. So kann man den Patienten darauf aufmerksam machen: „Wenn Sie jetzt über die Situation gestern mit Frau S. sprechen, spüre ich den Ärger in Ihrer Stimme und sogar auch Hass noch heute, wie wenn Sie das nicht überwinden können.“

In ähnlicher Weise ist natürlich ein Patient auch besonders darauf hinzuweisen, wenn trotz eines entsprechenden Inhaltes seiner Äußerungen der Affekt dazu vollständig fehlt und sich z.B. nur inhaltlich äußert: „Sie sprechen so hart über sich, aber die Stimme ist ganz gleichmäßig, wie wenn Sie sich eigentlich hassen, aber dabei ganz sachlich bleiben.“

> **Der Therapeut übernimmt passager Hilfs-Ich-Funktionen.**

Bei auftauchenden Affekten kann der Therapeut das kurz als Signal wahrnehmen und als Unsicherheit interpretieren und im Sinne einer Hilfs-Ich-Funktion die Überprüfung unterschiedlicher Aspekte vorbereiten. Heigl-Evers et al. geben dazu ein Beispiel:

Beispiel

> P.: „Ich will nachher noch die Studentin anrufen, die ich aus dem Seminar kenne. Ich konnte sie heute in der Cafeteria nicht ansprechen, weil da so viele Leute um sie herum waren. Ich hab ein bisschen Angst vor dem Telefonieren.“
>
> T.: „Ich kann verstehen, dass Sie sie anrufen wollen, ich glaube Sie mögen sie. Mir ist aber fraglich, wie Gabi, so heißt sie doch wohl, das umgekehrt erleben wird.“
>
> P. (leicht empört und erstaunt):   „Wieso?“
>
> T.: „Wieso ..., weil ich nicht weiß, welche Gefühle Gabi Ihnen gegenüber hat und was Sie ihr bedeuten. Sie hat ja wohl viele Bekannte, Sie sprachen vorhin gerade davon. Ich möchte mir bei einem solchen Telefonat immer gern vorstellen können, wie der andere das erlebt, wie er zu mir steht.“

Genetische Deutungen erst später.

Auch dabei kann zwanglos vom Hier und Jetzt und von der wahrgenommenen Übertragung ausgegangen werden.

Häufige Schwierigkeiten

Die Behandlung von Borderline-Patienten ist außerordentlich schwierig und sollte dem Erfahrenen vorbehalten bleiben. Häufig besteht sonst die Gefahr, dass sich der Therapeut in dringliche Hilfewünsche intensiv einbinden lässt und bald fast zwangsläufig scheitert. Dann erlebt der Patient immer wieder scheiternde Beziehungen und das gefürchtete Verlassenwerden. (In der eingangs dargestellten Kasuistik zeigte sich, dass sich der Therapeut schnell zu vielen Stunden überreden ließ, was zu passageren Therapieschwierigkeiten beitrug, allerdings dann doch noch korrigiert werden konnte.)

Kränkungen durch den Patienten sind unvermeidlich, Spaltungen im Team sind die Regel.

Wegen der oft intensiven Übertragung negativer Beziehungsaspekte auf den Therapeuten und wegen des häufigen affektiven Wechsels und weil der Patient hilfreiche und stabile Beziehungen nicht für möglich hält, stellen sich Kränkungen des Therapeuten schnell und häufig ein. Sie müssen gleich benannt, im aktuellen Kontext verstanden und gedeutet werden.

Ebenso führt die wechselnde Zuordnung therapeutischer Bezugspersonen durch den Patienten in „gut" oder „böse" unweigerlich bald zu Spaltungen des therapeutischen Teams, etwa auf einer Krankenhausstation. Der Patient findet mal eine Krankenschwester gut und hilfreich und schimpft bei ihr z.B. über den behandelnden Psychotherapeuten und bald darauf bei Enttäuschungen bei diesem über jene. So wird der Patient von unterschiedlichen Therapeuten intensiv unterschiedlich erlebt. Schließlich finden sich die intensiven und polarisierten Beziehungen dann auch innerhalb des therapeutischen Teams mit der gelegentlichen Folge konträrer Therapieziele und Interaktionen. Dagegen hilft nur eine regelmäßige klare Information und Verständigung im Team mit klarer therapeutischer Aufgabentrennung, eventuell mit Hilfe einer Teamsupervision.

Mehrere Therapeuten → klare Absprachen.

Mehrere Therapeuten oder Institutionen sind oft nötig und hilfreich, z.B. zur ambulanten Therapie, zur Sozialberatung, zur stationären Krisenintervention. Das kann dem Patienten auch helfen, große Erwartungen nicht nur auf eine Person zu konzentrieren. Sie müssen sich aber mit klarer Aufgabentrennung verständigen, auf einen Haupttherapeuten muss verwiesen werden können.

Agieren in der Therapie stoppen.

Auftretendes Agieren in der Therapiestunde soll nicht stehen gelassen und mit später anwachsendem Affekt in der Bedeutung hinterfragt werden. Insbesondere Kernberg (1993) empfiehlt frühzeitige Unterbrechung, damit es nicht zu einer aufschaukelnden Verstärkung kommt, bei der der Patient hinterher seine Grundannahmen bestätigt findet.

Hierzu ein Beispiel: Mitten in der Stunde beginnt der Patient, während er sich dabei die Ohren zuhält, den Therapeuten mit Obszönitäten anzuschreien. Die erste Intervention des Therapeuten wäre: „Sie müssen mit dem Schreien aufhören, bevor wir mit der Stunde fortfahren können. Wenn Sie schreien und sich die Ohren zuhalten, können Sie nicht hören und machen es mir unmöglich, Ihnen zu helfen." Sobald der Patient sein Verhalten erst einmal gestoppt hat, muss der Therapeut das Verhalten deuten. Zum Beispiel: „Sie sind sehr wütend auf mich und versuchen gleichzeitig mich in eine Position zu bringen, in der ich Ihnen nicht helfen kann. Dies rechtfertigt dann wiederum, dass Sie noch wütender werden." (Kernberg 1993, S. 112)

> **Nicht lieb sein und Bedürfnisse befriedigen.**

Manchmal führen das Mitleid mit der Entwicklungsgeschichte des Patienten oder die großen Belastungen in der Therapie dazu, dass Therapeuten in sich den Wunsch verspüren, den Patienten zu pflegen, ihn lieb zu behandeln, Konflikte zu vermeiden und seine Bedürfnisse zu erfüllen. Solche Tendenzen resultieren manchmal aus den Konflikten innerhalb des Teams, wobei sich vielleicht ein Therapeut bemüht, „besser" als andere Therapeuten zu sein. Manchmal bestehen auch bei Therapeuten unbearbeitete Bedürfnisse nach Zuwendung vonseiten des Patienten. Hier droht narzisstischer Missbrauch des Patienten durch den Therapeuten.

Darüber hinaus ist betont verwöhnende Zuwendung und Bedürfnisbefriedigung auch deshalb nicht hilfreich, weil einerseits damit Spaltungstendenzen des Patienten nicht behoben, sondern verwischt werden, und weil andererseits, wie bereits erwähnt, kein Therapeut die Erwartungen des Patienten längerfristig erfüllen kann. Enttäuschungen auf beiden Seiten und Verschlimmerungen beim Patienten sind deshalb dann regelhaft die Folge, wenn therapeutische Sachlichkeit verlassen wird.

Schädlich ist, wenn der Therapeut wegen eigener symbiotischer Bedürftigkeit den Patienten für sein Wohlbefinden braucht und dann schnelle Besserungen erwartet.

Das Leid in der Lebensgeschichte des Patienten aktiviert Helfer-Impulse, und manche Therapeuten wollen schnell und viel helfen und engagieren sich sehr. Man kann und darf als Therapeut aber nicht erwarten, dass man bei der Behandlung von Borderline-Patienten positive Gefühle und baldige Erfolge als „Lohn" für intensive Bemühung und Zuwendung erhält. Im Gegenteil, Enttäuschungen und Abwertungen sind besonders anfangs an der Tagesordnung. Teilweise will der Patient damit auch (anfangs unbewusst) die Verlässlichkeit und grundsätzliche Wertschätzung seines Therapeuten auf die (harte) Probe stellen. Wenn der Therapeut wegen eigener Bedürftigkeit das nicht aushalten kann, wird er über kurz oder lang enttäuscht sein und den Patienten durch Hängenlassen bestrafen oder wegschicken. Dann erlebt der Patient: „Das habe ich schon immer geahnt.", und die Störung chronifiziert bzw. verschlimmert sich.

Weiterführende Literatur

Dulz, B. & Schneider, A. (1995). *Borderline-Störungen. Theorie und Therapie*. Stuttgart: Schattauer.

Eckert, J. (1996). Gesprächstherapeutische Behandlung von Patienten mit Borderline-Persönlichkeitsstörungen. In C. Reimer et al. (Hrsg.). *Psychotherapie*. Berlin: Springer.

Heigl-Evers, A., Heigl, F., Ott, J. & Rüger, U. (1997). *Lehrbuch der Psychotherapie* (2. Aufl.). Stuttgart: Fischer.

Kernberg, O. F. (1995). Die psychotherapeutische Behandlung von Borderline-Patienten. *Psychotherapie, Psychosomatik, Medizinische Psychologie, 45:* 73–82.

Kernberg, O. F. et al. (1993). *Psychodynamische Therapie bei Borderline-Patienten*. Bern: Huber.

Rohde-Dachser, C. (1995). *Das Borderline-Syndrom* (5. Aufl.). Bern: Huber.

8 Das Gespräch mit dem alten Patienten

P. Müller

8.1 Einführung

Psychotherapie findet häufig bei jungen Menschen statt, die am Beginn ihrer erwachsenen Lebensphase stehen. Dann spielt die Distanzierung von den frühen Objekten eine große Rolle sowie die Erweiterung zukünftiger Entwicklungsmöglichkeiten.

Psychotherapie bei alten Menschen erschien lange Zeit kontraindiziert, Psychotherapeuten hatten Berührungsängste, Freud selbst war bezüglich der Therapie bei Menschen über vierzig sehr skeptisch.

Das hat sich in den letzten Jahren geändert. Mit zunehmender Zahl alter Menschen, vermehrter Aufgeschlossenheit der Patienten gegenüber Psychotherapie und größerer Behandlungskapazität steigt das Interesse an der Psychotherapie älterer und sehr alter Patienten. Sie ist eine wichtige und dankbare Aufgabe, zumal im Alter neurotische Konflikte nicht seltener werden, oft sogar bei äußerer Lebensumstellung und verstärkter Einsamkeit deutlicher als in mittleren Lebensabschnitten in Erscheinung treten. Oft wollen die alten Menschen auch mit ihren ungelösten Konflikten „nun endlich ins Reine kommen", auch wenn sie es nicht laut benennen.

Die Behandlung alter Patienten verlangt oft eine Intensivierung in kurzer bis mittelfristiger Therapie. Die dafür hilfreiche Behandlungstechnik, die Art der Gesprächsführung und die zu beachtenden Gegenübertragungsprobleme beim Therapeuten sollen in diesem Kapitel dargestellt werden.

Konsiliaranforderung der Orthopädischen Klinik wegen des Verdachtes auf psychogene Beteiligung bei einem Schmerzsyndrom mit Rückenschmerzen und Lumboischialgie. Die Patientin ist 84 Jahre alt und wird im Bett liegend angetroffen.

Gespräch

Arzt (A.): „Guten Tag, mein Name ist Müller, ich bin Psychiater und Psychotherapeut und wurde von Ihrem Stationsarzt gebeten, mit Ihnen zu sprechen."

Ich nehme mir einen Stuhl des Zimmers, rücke ihn neben das Bett und setze mich schräg neben das Bett. Nach einer kurzen Pause:

A.: „Was hat Sie jetzt in die Klinik geführt?"

Patientin (P.): „Ich habe Schmerzen im Rücken, auch unten an der Wirbelsäule, die Ärzte sagen, das habe auch etwas mit dem Ischiasnerven zu tun, sei aber nicht besonders schlimm. Ich habe aber Schmerzen, die ziehen bis in das Bein, bis hier unten. Ich konnte in der letzten Zeit kaum noch meine Tasche tragen. Irgendetwas ist auch im Hals, das Schlucken fällt mir schwer, ich war schon beim HNO-Arzt, der hat aber nichts gefunden."

A.: „Seit wann ist das so schlimm?"

Ich greife dabei die Mitteilung der Patientin auf, dass sie wegen ambulant nicht beherrschbarer Schmerzen im Krankenhaus ist und auch Schluckbeschwerden hat, die, so geht aus dem Tonfall hervor, vom HNO-Arzt als nicht schwer wiegend organisch begründet angesehen wurden.

P.: „Ach, das geht schon ein ganzes Jahr so, das wurde langsam immer mehr, der Hausarzt hat mich auch schon zum Nervenarzt geschickt, weil ich wegen der Schmerzen so schlecht schlafen konnte, der hat mir dann ein Schlafmittel verschrieben, das hat wohl ein bisschen geholfen, aber die Schmerzen gingen nicht weg."

Die Patientin berichtet klar einen zeitlichen Zusammenhang und benennt ein Jahr Symptomdauer. Ihre anfängliche Mitteilung diskret klagender Art, dass der HNO-Arzt nichts gefunden habe, erweitert sie jetzt mit dem Hinweis darauf, dass auch der Hausarzt offenbar nicht mehr weiter wusste und an eine psychogene Mitbeteiligung dachte. Aber der Nervenarzt habe nur einen Teilbereich behandelt, sie mit Schlafmitteln beruhigt, die sie aber immerhin genommen hat. Sie gibt mir damit Hinweise, dass sie eine seelische Mitursache wohl akzeptieren kann, dass aber bisherige ärztliche Hilfsangebote unzureichend sind. Ich greife vorläufig den von der Patientin angegebenen zeitlichen Zusammenhang auf.

A.: „Was hat sich in der Zeit vor etwa einem Jahr in Ihrem Leben ereignet oder verändert?“

Die Patientin berichtet dann ausführlich zu ihrer Lebenssituation der letzten Zeit, dass sie vor einem Jahr aus dem eigenen Haus umgezogen sei in ein Altersheim, das wohl recht gut sei, von einem Neffen geleitet werde. Mit Bedauern in der Stimme berichtet sie mehrfach, wie wenn sie sich selbst Mut zusprechen wolle, dass das sicher eine vernünftige Entscheidung gewesen sei, denn ihre 3 Töchter leben weiter entfernt in verschiedenen Städten.

Ihr Ehemann sei vor 7 Jahren am plötzlichen Herztod verstorben, nachfolgend habe sie im gemeinsamen Haus noch jahrelang allein gelebt. Einmal kurz deutet sie an, dass ein Grund dafür sei, dass sie immer gehofft habe, eine Tochter werde zu ihr ziehen.

In diesem Zusammenhang frage ich genauer nach den Wohnorten der Töchter, nach deren familiärer Bindung, nach Kontakten in der letzten Zeit und nach Besuchen hier im Krankenhaus.

Die Patientin gibt dazu Informationen, aus denen hervorgeht, dass die Töchter familiär und beruflich in verschiedenen Städten gebunden sind und sich verschiedene Hoffnungen der Patientin, eine Tochter werde in das Haus ziehen, zerschlugen, weil in diesem Dorf keine beruflichen Möglichkeiten zur Verfügung stehen.

Zu den Kontakten jetzt im Krankenhaus berichtete die Patientin dann plötzlich:
P.: „Sie kommen und gehen."
Über diesen plötzlich herausrutschenden Satz stutzte sie dann selbst, schmunzelte kurz und berichtete, dass die 3 Töchter sich im regelmäßigen Rhythmus abwechseln und sie sonntags besuchen, morgens anreisen und am Nachmittag wieder zurückreisen.
P.: „Ich habe ihnen gesagt, dass das nicht nötig ist, dass sie nicht an einem Tag so weit hin- und herfahren müssen."
A.: „... wie vernünftig geregelte Pflichtbesuche?"
P.: „Ja, das ist wohl so, die wollen sich kümmern, aber wenn sie dann wieder wegfahren, ist es fast schlimmer, als wenn sie gar nicht gekommen wären."
A.: „Das klingt etwas bitter, fast auch ein bisschen ärgerlich?"
P.: „Naja, dann merkt man so die Einsamkeit ... Aber das ist ja klar, die haben ihre Familie, da geht das nicht anders. Mein Schwager wohnt im gleichen Dorf, der hat 9 Kinder, die wohnen alle in der Nähe. Der kann glücklich sein. Früher hat man wohl gesagt, viele Kinder sind schwer großzuziehen, aber im Alter sieht das anders aus, da ist es gut ... Aber das kann eben nicht jeder haben."
Hier klingt wieder Sehnsucht nach Nähe und familiärer Gebundenheit an, die die Patientin sich gleichzeitig mit vernünftigen Argumenten versagt.
Ich beende dieses erste an sich kürzer geplante konsiliarische Kontaktgespräch mit der Verständigung, dass seelische Faktoren vielleicht auch an den Schmerzen mitbeteiligt sein könnten, und verabrede einen zweiten Besuch. Bei diesem zweiten Besuch wirkte die Patientin depressiver als beim ersten, blickte mich anfangs auch sehr selten an, hielt den Kopf etwas abgewandt, war in Äußerungen etwas eintöniger, schaute an mir vorbei zum Fenster. Ich nutzte diese Situation für eine biographische Anamnese und bat die Patientin, mir aus ihrer Lebensentwicklung zu berichten, wo sie aufgewachsen sei. Sie berichtete dazu sachlich, dass sie etwa 200 km entfernt aufgewachsen sei, sich mit ihrem Vater gut ver-

standen habe, 2 Schwestern habe, wovon eine im Altersheim in der Nähe lebe, aber sehr einzelgängerisch-verschlossen sei, die andere habe eine Familie mit mehreren Kindern weit weg. Weiter war zu erfahren, dass sie schon einmal verheiratet gewesen sei, ihr erster Mann sei im Krieg gefallen und habe vorher gesagt, wenn ihm etwas zustoße, solle sie sich an seinen Freund im Dorf X halten. Das habe sie dann auch getan und diesen Freund ihres Mannes 8 Jahre später geheiratet. Sie habe aus der ersten Ehe 3 Töchter gehabt, die Kinder sollten einen Vater haben, sie wollte schon immer eine Familie haben.

Bei der Schilderung der lebensgeschichtlichen Entwicklung und der ersten Ehe wirkte die Patientin sehr verschlossen, depressiv zurückgezogen, die Schilderung der Einsamkeit, der Wünsche nach mehr Kontakt mit den Kindern war für mich schwer auszuhalten, in der Gegenübertragung spürte ich erhebliche Appelle, diese Einsamkeit zu lindern. Ich wechselte zwischendurch kurzzeitig das Thema und fragte nach der Finanzierbarkeit des Altersheims, ob etwa auch diesbezüglich eine Ambivalenz bestehe.

P.: „Jetzt geht das noch, ich habe ja mehrere Renten, und der Erlös vom Haus ist angelegt, ich komme jetzt gut zurecht, weiß natürlich nicht, wie das später wird."

Bei diesem Thema wendet die Patientin sich mir verstärkt zu, schaut mich direkter an, lächelt zwischendurch. Ich greife diesen Zusammenhang mit der guten Versorgung durch mehrere Renten auf und frage direkt danach. Die Patientin berichtet, dass sie zwei Renten von ihrem „Mann" bekomme, er habe damals gut für sie gesorgt. Die Patientin spricht mehrfach von ihrem „Mann" und meint damit jeweils den Mann aus erster Ehe.

A.: „Das ist Ihr eigentlicher und richtiger Mann?"

Die Patientin weint jetzt plötzlich, berichtet dann unter Tränen, dass die Erinnerung an die erste Ehe über all die Jahre in ihr lebendig geblieben sei, diese damalige Ehe sei sehr schön gewesen, die zweite Heirat eigentlich mehr eine Vernunftsheirat.

Jetzt kann mit ihr im Zusammenhang erörtert werden, dass der Wunsch nach mehr Kontakt zu ihren Töchtern auch bedeutet, dass sie sich nach dem Tod des zweiten Ehemannes verstärkt wieder der ersten Ehe und Familie zuwenden möchte, sich dieses aber gleichzeitig verbietet.
Es wird dann über zukünftig zu bearbeitende Konflikte in diesem Bereich gesprochen und vereinbart, erst später eine Entscheidung darüber zu treffen, wie ihr Leben real gestaltet werden soll. Ich biete ihr an, wie schon im ersten Konsiliarbesuch angeschnitten, mich für eine Verlegung auf die gerontopsychiatrische Station unserer Klinik einzusetzen mit einem baldigen Verlegungstermin.
P. (darauf):   „Ach, ich dachte, Sie sind auf der Station tätig."
Hier wird noch einmal deutlich, dass die Patientin, die anfangs etwas ambivalent gegenüber einer Verlegung in die Psychiatrie eingestellt war, sich dafür doch erwärmen kann, allerdings unter der Hoffnung, dass ich sie dort nahtlos weiterbetreue. Es wurde deutlich, dass an mich Wünsche an eines der Kinder aus erster Ehe und damit auch an den ersten Ehemann übertragen werden, der so gut für sie gesorgt hatte. In der Gegenübertragung fühle ich mich jetzt relativ klein und habe kurz das Gefühl, ihre Wünsche nicht so gut zu erfüllen wie es der erste Ehemann getan hätte. Ich sage ihr aber Besuche zu und halte das auch ein.

Beim dreiwöchigen Aufenthalt in der Psychiatrischen Klinik wird eine Kurz-Psychotherapie durchgeführt, wobei die Patientin viel über ihre erste Ehe erzählen kann. Vorsichtig angesprochen wurde dabei auch die im realen Leben nicht überprüfbare Glorifizierung des lange verstorbenen Mannes. Die Ambivalenz wird weniger, es wird ihr deutlich, dass sie nach jetzt länger zurückliegendem Tod des zweiten Ehemannes sich doch stark zu den Kindern hingezogen fühlt, gern in ihrer Nähe wäre, auf der anderen Seite aber auch Missstimmungen in der Familie fürchtet und eine gewisse Autonomie behalten möchte. Im Zuge dieses therapeutischen Prozesses kann sie sich dann entschließen, in der gleichen Stadt, in der eine Tochter wohnt, einen Platz in einem Altersheim in der Nähe der Tochter zu suchen und ihr bisheriges Altersheim zu kündigen. Die depressive Verstimmung war deutlich rückläufig und am Ende verschwunden, sie malte sich die zukünftige Lebenssituation aus. Parallel hatten Rückenschmerzen und Schluckbeschwerden (sie konnte die bisherige Situation nicht tragen und wollte nicht immer schlucken) sich fast vollständig zurückgebildet. Die Patientin hatte in der orthopädischen Klinik fast nur im Bett gelegen, sie konnte jetzt mit einem Stock selbständig umhergehen.

8.3 Theoretischer Hintergrund psychogener Konflikte im Alter

Psychogene depressive Syndrome im Alter sind mit 15 bis 20% sehr häufig.

Verschiedene Studien haben festgestellt, dass im Alter depressive Syndrome sehr häufig sind und nur zum geringen Teil als früher so genannte endogene Depressionen anzusehen sind. Überwiegend handelt es sich um Auswirkungen psychogener Konflikte.

Tatsächlich werden aber alte Menschen mit depressiven Syndromen nur außerordentlich selten psychotherapeutisch behandelt, in aller Regel werden Antidepressiva und Schlafmittel verschrieben (Letzteres erfolgte auch bei der oben erwähnten Patientin.).

Alter löst keine Konflikte, Alter heilt keine Neurosen.

In der Durchschnittsbevölkerung sind psychogene Konflikte und neurotische Entwicklungen mit gut 20% sehr häufig. Es ist nicht vorstellbar, dass durch das Altern Konfliktreaktionen und Neurosen seltener werden. Es gibt eher zusätzliche Krisen, die zur Dekompensation bisher kompensierter neurotischer Entwicklungen beitragen können.

Zusätzliche Krisen sind z.B.:
- Vertraute Menschen sterben, die Einsamkeit nimmt zu.
- Berentung und Aufgabe bisheriger beruflicher Funktionen führen auch zur Verminderung einer stabilisierenden sozialen Kompetenz.

– Körperliche Erkrankungen schränken die Verfügbarkeit körperlicher Autonomie ein.
– Die Aufgabe der eigenen Wohnung mit dem Umzug ins Altersheim ist eine schwere, einschneidende Veränderung.

Durch diese erwähnten Veränderungen kommt es im Alter immer wieder zu Kränkungen, Verlust von Kontakten und psychosozialer Kompetenz, also immer wieder zu auch narzisstischen Konflikten. Wie kann man dabei seine Selbstachtung behalten und nicht psychogen oder psychosomatisch reagieren?

> **Im Alter kommt es eher zu einer Zunahme narzisstischer Konflikte.**

Besonders der Verlust des langjährigen Ehepartners stellt eine große Krise für den alten Menschen dar, was sich z.B. an den gehäuften Suizidversuchen des Überlebenden zeigt. Das findet sich insbesondere bei Männern, die nach Verlust sozialer Kompetenz durch die Berentung oft als wichtigsten Menschen die Partnerin hatten, bei denen sich am ehesten die aus jüngeren Jahren geläufige auch narzisstische Stabilisierung fortsetzen konnte.

Bei Witwen ist allerdings manchmal auch zu sehen, dass die Berentung des Ehemannes mit der darauf folgenden häufigen Anwesenheit zu Hause neue Konflikte brachte. Dann wird manchmal das Zusammenleben auch als einengend erlebt. In diesen Fällen leben Witwen nach dem Tod des Ehepartners manchmal wieder auf, werden wieder aktiver, entwickeln neue Interessen. Gelingt dieser Prozess nicht von selbst oder besteht hier Unsicherheit, ist supportive Psychotherapie hilfreich und notwendig.

Zunehmende körperliche Krankheiten oder nur Einschränkungen der Verfügbarkeit körperlicher Kräfte stellen ebenfalls narzisstische Krisen dar: Ich kann nicht mehr alles, was ich will und wie ich es will. Überall gibt es Grenzen der Belastbarkeit. Manches muss ich mir verbieten.

Insbesondere aber die Vereinsamung nach Verlust sozialer Kontakte und nach Tod wichtiger Bezugspersonen stellt eine erhebliche Belastung des alten Menschen dar. Es kommen Fragen nach dem Sinn des Lebens und nach der Lebensbilanz auf.

> **Rückblick und Lebensbilanz: Die Gedanken an nicht verwirklichte Lebenspläne, an Niederlagen, unglückliche Beziehungen, eigene Fehlentscheidungen tragen zu Kränkung und Aggressivität bei.**

8.4 Leitlinien des therapeutischen Gesprächs mit alten Menschen

> **Bei psychogenen Konflikten im Alter ist oft eine tiefenpsychologische Kurztherapie indiziert.**

Die genannten Belastungen und Umstellerfordernisse führen oft dazu, dass die Lebensrückschau häufig wie mit dem Brennglas durchgeführt wird, dass bisher unbewältigte Konflikte deutlicher werden und vom alten Menschen doch verarbeitet werden wollen. Dazu ist psychotherapeutische Hilfe oft indiziert.

> **Der Psychotherapiebedarf wird mit zunehmender Zahl alter Menschen zunehmen.**

Insbesondere folgende Formen der Psychotherapie bieten sich an:
- Fokal- und Kurzpsychotherapie,
- längere Einzel-Psychotherapie unter tiefenpsychologischem Aspekt, dann mit ein bis höchstens zwei Sitzungen pro Woche über einige Monate bis maximal ein bis zwei Jahre,
- Gruppen-Psychotherapie,
- Verhaltentherapie, z.B. in Institutionen,
- befristete Paar- und Familientherapie.

Zur Einzeltherapie.   In der Einzeltherapie wird empfohlen, auf eine sehr langfristige quasi unbegrenzte Psychotherapie zu verzichten, und zu versuchen, mit einer Fokal- oder Kurztherapie auszukommen. Die Begrenztheit des weiteren Lebens sollte nicht verleugnet werden, oft stehen auch bestimmte neurotische Konflikte überdeutlich im Vordergrund, auf deren Bearbeitung man sich gut beschränken kann.

Hier sind die allgemeinen Leitlinien tiefenpsychologischer Psychotherapie mit der Modifikation einer Konzentration auf ein bis zwei Problembereiche anzuwenden, wie das oben in der Kasuistik deutlich wurde.

Man sollte von den angebotenen körperlichen oder psychischen Problemen ausgehen und sich an der zeitlichen Symptomzunahme orientieren und nach damaligen Veränderungen in der inneren oder äußeren Situation fragen. Dann kommt man relativ schnell zu wichtigen und unerledigten Konfliktbereichen. Leitende Fragen sind hier ganz besonders hilfreich.

Zur Paar- und Familientherapie. Paarkonflikte im Alter sind ebenfalls nicht selten und sollten dazu führen, dass zumindest passager der Partner mit einbezogen wird. Bei allein stehenden alten Menschen sieht Radebold die Begleitung durch Angehörige als vorbewussten Wunsch nach einem Gespräch an. Oft sind Angehörige mit Erwartungen oder realen Problemen überfordert und sollten in mehreren Sitzungen im Sinne einer gemeinsamen Beratung einbezogen werden.

Sperling sieht manchmal auch gute Chancen für eine Kurztherapie der ganzen Familie, weil besonders die alten Menschen eine klare Sichtweise versäumter Chancen haben, und eine Aussöhnung der Generationen mit Bearbeitung bisher geheim gehaltener Konflikte gelinge.

Einige praktische Hinweise

Auch bei der Psychotherapie alter Menschen richtet sich die Indikation zur Psychotherapie nach ähnlichen Kriterien wie bei jüngeren Patienten. Das Spektrum umfasst psychosomatische Störungen, depressive Störungen, nicht hinreichend kompensierte Neurosen, akute Belastungsreaktionen und Krisen. Es muss geprüft werden, ob hinter der Symptomatik ein unbewusster Konflikt oder eine ungelöste Aufgabe zu identifizieren ist, und ob die Introspektionsfähigkeit des Patienten zur psychotherapeutischen Bearbeitung ausreicht. Kontraindiziert ist eine Psychotherapie – wie sonst auch – bei im Vordergrund stehenden hirnorganischen Störungen und bei chronifizierten regressiven Zuständen mit ausgeprägtem sekundären Krankheitsgewinn.

Indikation richtig?

- **Unbewusster Konflikt, ungelöste Aufgabe, Krise? Chronifizierung? Introspektionsfähigkeit?**

  Kontraindikation:
- **Hirnorganische Störung, längere Regression mit sekundärem Krankheitsgewinn.**

In der Kasuistik war deutlich zu sehen, dass einerseits hirnorganische Faktoren trotz des fortgeschrittenen Alters der Patientin nicht limitierend in Erscheinung traten, und dass andererseits hinter den vordergründigen psychosomatischen Beschwerden ein ungelöster Konflikt identifizierbar war. Die Patientin hatte vorbewusst den Wunsch, einige Jahre nach dem Tod ihres zweiten Ehemannes sich den Töchtern aus erster Ehe und damit auch stellvertretend dem verstorbenen ersten Ehemann wieder anzunähern. Die Ambivalenz bestand auch darin, dass sie meinte, sich die Erfüllung dieses Wunsches versagen zu müssen. Nach Bearbeitung auch der Projektion entkrampfte sich die Situation und es konnte ein Kompromiss gefunden werden.

Gefragt werden kann in solchem Zusammenhang z.B. „Was erwarten Sie von den Töchtern und worauf könnten Sie verzichten? Und was möchten Sie gern, um innerlich ihrem ersten Ehemann näher zu sein?"

Und die resignativ oft abgewehrten Wünsche sind dann weniger übergroß, wenn man sie direkt anschaut und auf partielle oder weitgehende Realisierbarkeit überprüft: „Was möchten Sie denn eigentlich doch gern? Wünschen ist erlaubt. Wir können ja einmal überlegen, was davon eventuell doch zu verwirklichen ist."

Alte Menschen haben oft Erziehungsstile verinnerlicht, bei denen es nicht so üblich war wie bei jüngeren Menschen, Konflikte und Beeinträchtigungen leicht zuzulassen. Man muss deshalb bei der Psychotherapie älterer Menschen besonders darauf achten, was mit Tonfall oder wiederholter Äußerung eigentlich gemeint ist.

Aufmerksam hinhören: Unerfüllte Wünsche? Unerledigte lebensgeschichtliche Konflikte? Vorschnelle Versagung und Resignation?

Versagungen finden sich oft auch im Zusammenhang mit nicht verwirklichten Lebensplänen und unvollkommen gelebten Aspekten. Oft ist die Erinnerung an das, was man früher einmal wollte und nun nicht geschafft hat, ausgesprochen schmerzhaft. Verarbeitung sollte darauf fokussieren, sonst bleibt viel Wichtiges ungesagt.

Die depressive Lebensbilanz ist oft schmerzhaft.
Inhalt der Psychotherapie:
Trauer, Versöhnung, Teilkompensation durch Verbesserung der Lebensqualität.

Trauer und Versöhnung nehmen oft einen großen Raum ein und sind auch notwendig. Daraus kann dann auch abgeleitet werden, dass eine Verbesserung der Lebensqualität als Minimum einer Teilkompensation erlaubt und hilfreich ist. Können frühere Interessen und Hobbys und Kontakte doch gepflegt werden?

Beachte: Umkehrung der Übertragung. Der Therapeut gerät in die Position des Kindes.

Der Therapeut alter Menschen sollte auch auf eine spezifische Umkehrung der Übertragung vorbereitet sein und sich darauf einstellen: Der in der Regel jüngere Psychotherapeut gerät beim älteren Patienten leicht in die Position eines Kindes und erlebt die Erwartungen des Patienten stellvertretend für die eigenen Kinder des Patienten. Dadurch können natürlich auch die Schwierigkeiten aktiviert werden, die der Therapeut selbst mit seinen Eltern oder Großeltern hatte oder hat. Das Auftauchen einer solchen Gegenübertragung kann man dann auch diagnostisch bewerten und im Gespräch bearbeiten: „Was wünschen Sie sich denn eigentlich von Ihren Kindern?"

Hier ist die Konstellation anders als sonst, wenn jüngere Patienten auf ältere Therapeuten die frühen Erfahrungen mit den Eltern übertragen. Der Therapeut älterer Menschen fühlt sich häufiger hilflos und hat eher als bei der Behandlung jüngerer Patienten ein schlechtes Gewissen, wenn er Wünschen und Erwartungen nicht nachkommen kann.

In den Gesprächen mit der oben dargestellten Patientin war diese Problematik an einer Stelle so deutlich, dass der Arzt passager das

Thema wechseln musste. Wenn man diese Situation selbst registriert, kann man später besser zum ursprünglichen Thema zurückkehren.

Häufige Schwierigkeiten und Widerstände

> **Das Defizitmodell des Alters verhindert an sich indizierte Psychotherapie.**

Alter wird oft gleichgesetzt mit Degeneration oder „Involution", wie wenn damit auch innerseelische Konflikte quasi nicht mehr vorhanden seien. Die Einschränkungen im körperlichen Bereich werden oft überstark in den Vordergrund gestellt. So findet sich dann die häufige Auffassung, dass depressive Symptomatik im Alter eben die unvermeidliche Reaktion auf körperliche Erkrankung und Hinfälligkeit sei. Das ist aber oft nicht bewiesen und dient der Abwehr psychotherapeutischer Erfordernisse.

> **Widerstände beim Arzt gegen Alter und Tod.**

Auch wenn Ärzte in ihrem Beruf ständig gegen Krankheit ankämpfen, finden sich erhebliche Widerstände gegen Wahrnehmung des Alters und der Begrenztheit des Lebens. Das zeigt sich z.B. in der oft ärgerlichen Abwehr gegenüber suizidalen Gedanken bei ihren Patienten. Auch der Tod soll eigentlich ausgegrenzt werden, wenn die ärztliche Kunst am Ende ist, soll der Tod möglichst nicht im Krankenhaus mit ärztlicher Begleitung stattfinden. Auch schwere Erkrankung im Alter wird oft abgewehrt.

Auf der Außenseite einer medizinischen Fachzeitschrift wurde z.B. ein Aufsatz mit dem Satz inhaltlich zusammengefasst: „Ist neurologische Intensivmedizin beim alten Menschen noch sinnvoll?"

Solche und ähnliche Fragen werden mehr oder minder deutlich durchaus ernsthaft diskutiert. Hier finden sich Überschneidungen zu allgemeinen gesellschaftlichen Trends, denen Ärzte ja auch verhaftet sind, mit Fragen nach dem Sinn ärztlicher Maßnahmen. In Untersuchungen ist festgestellt worden, dass sterbende Patienten selten von Ärzten besucht und begleitet werden. Geschieht dies dennoch, sind die Patienten oft sehr dankbar.

Eine besondere Schwierigkeit schließt sich an die bereits erwähnte depressive Lebensbilanz einerseits und an die Vereinsamung andererseits an: Es besteht die Gefahr, dass der Psychotherapeut im Rahmen der freundlichen Zuwendung zum einzigen Vertrauten des alten Menschen wird. Damit besteht das Risiko einer symbiotischen Anklammerung bzw. eines Partnerersatzwunsches. Diese Konstellation ist oft aussichtslos und führt zu weiterer Regression und Verstärkung der Depressivität. Bei ersten Anzeichen sollte deshalb eine solche Entwicklung auf folgende Weise begrenzt werden:

- Die Einzelpsychotherapie sollte von vornherein zeitlich begrenzt werden.
- Die Beendigung der Einzeltherapie sollte durch Probetrennungen und vereinzelte Nachkontakte vorbereitet werden.
- Gruppentherapie ist oft hilfreich, fördert eigene Kontakte und verteilt Wünsche auf verschiedene Schultern.

So findet sich in der Gruppe oft eine Angstverminderung, das Erlebnis gemeinsamer Probleme schafft Vertrautheit und ein Gefühl der Geborgenheit, das bisher oft gefehlt hat. Die Übertragung kann aufgespalten werden und trifft dann nicht mit allen Aspekten den Therapeuten allein sondern auch verschiedene andere Gruppenmitglieder. Das Erleben anderer Schicksale und andersartiger Bewältigungsformen vermindert die Egozentrizität des Patienten und öffnet für alternative Lösungsmöglichkeiten. Schließlich können alte Interessen und verbliebene Fähigkeiten oft in der Gruppe gemeinsam reaktiviert und zumindest teilweise Freude bringend verwirklicht werden.

Der in der Regel jüngere Therapeut tendiert oft dazu, bei eltern-
ähnlichen Patienten in höherem Alter Sexualität nicht zu thematisieren, obwohl ältere Menschen häufiger als angenommen sexuelle und vor allen Dingen körperlich-zärtliche Wünsche haben.
Besteht noch eine Partnerschaft, so sind Vermeidungsstrategien
aus Sorge vor Enttäuschung bei z.B. reduzierter Potenz aufmerksam zu beachten und zu thematisieren. Ungenützte Möglichkeiten
körperlicher Zärtlichkeit lassen sich oft dennoch wieder beleben
und führen zu einer häufig doch weitgehend erfüllten Beziehung
des alten Paares.

Weiterführende Literatur

Heuft, G., Kruse, A., Nehen, H-G. & Radebold, H. (Hrsg.)(1995). *Interdiszi-
plinäre Gerontopsychosomatik*. München: Medizinverlag, Braunschweig:
Vieweg.
Heuft, G. & Marschner, C. (1994). Psychotherapeutische Behandlung im
Alter. *Psychotherapeut, 39*, 205—219.
Hirsch, R. D. (1990). *Psychotherapie im Alter*. Bern: Huber.
Radebold, H. (1992). *Psychodynamik und Psychotherapie Älterer*. Berlin:
Springer.
Radebold, H. (Hrsg.) (1996). *Altern und Psychoanalyse*. Göttingen:
Vandenhoeck u. Ruprecht.
Reimer, C. (1996). Psychotherapie alter Menschen. In C. Reimer, J. Eckert,
M. Hautzinger & E. Wilke (1996). *Psychotherapie*. Berlin: Springer.
Sydow, K. v. (1994). *Die Lust auf Liebe bei älteren Menschen*. München:
Reinhardt.